消化科医生让你早知道

——肠胃三分靠治，七分靠养

丁彬彬 —————— 著

全国百佳图书出版单位
中国中医药出版社
·北 京·

图书在版编目（CIP）数据

消化科医生让你早知道：肠胃三分靠治，七分靠养 /
丁彬彬著 . — 北京：中国中医药出版社，2023.12
ISBN 978-7-5132-8402-8

Ⅰ.①消…　Ⅱ.①丁…　Ⅲ.①消化系统疾病—诊疗
Ⅳ.① R57

中国国家版本馆 CIP 数据核字（2023）第 182253 号

中国中医药出版社出版
北京经济技术开发区科创十三街 31 号院二区 8 号楼
邮政编码　100176
传真　010-64405721
保定市西城胶印有限公司印刷
各地新华书店经销

开本 710×1000　1/16　印张 15.25　字数 255 千字
2023 年 12 月第 1 版　2023 年 12 月第 1 次印刷
书号　ISBN 978 - 7 - 5132 - 8402 - 8

定价　58.00 元
网址　www.cptcm.com

服 务 热 线　010-64405510
购 书 热 线　010-89535836
维 权 打 假　010-64405753

微信服务号　zgzyycbs
微商城网址　https://kdt.im/LIdUGr
官 方 微 博　http://e.weibo.com/cptcm
天猫旗舰店网址　https://zgzyycbs.tmall.com

如有印装质量问题请与本社出版部联系（010-64405510）

前　言

　　作为消化内科医生，我每天都会接诊很多饱受胃肠疾病困扰的患者，一天下来，又是开药又是健康宣教，把我累得够呛。

　　可是时间长了，我发现，即便自己苦口婆心，说话说得口干舌燥，但效果依然欠佳。在我接诊的患者里，有很多患者过一段时间因为肠胃不舒服又来就诊，一问他们就告诉我这也没注意那也没注意。听了他们的话，我心里顿时感到不舒服，当初那么语重心长地告知，为什么就不能听医生的话呢？

　　一个患者的回答让我意识到了问题所在，他说，"医生，你当时的语速实在太快了，很多注意事项我回家后就不记得了"。

　　我恍然意识到，自己每天要接诊那么多患者，为了完成任务，我必须在很短的时间内把话说完，语速很快。说实话，我从未想过，自己说出的话，患者究竟能够接收多少，直到这名患者提醒了我。虽然对于每一个患者，我都告知了其注意事项，但我的语速可能太快了，以致患者根本没有记住。

　　大家都知道，肠胃的问题三分靠治，七分靠养，如果不注意养护，就算用再多的药也无济于事。举个简单的例子，一名患者酗酒后出现胃出血，用药之后症状消失了，但他回去后要注意什么？很多人会说，继续服药。可是除了药物之外，最重要的一点就是戒酒。如果患者不戒酒，继续想怎么喝就怎么喝，可能过不了很长时间，又会因为胃出血来到医院。

　　再比如一名患者被确诊为反流性食管炎，他吃了医生开的药以后症状减轻了很多，于是服药一段时间后他选择停药，停药后他觉得自己没什么不舒服，又开始放纵起来，吸烟酗酒、暴饮暴食、吃完饭立刻躺着……结果呢，反酸、烧心等一系列不适症状又出现了。

很多患者一次又一次来到医院，问我，"医生，为什么我的病总是反反复复，这么难治"？

他们忽略了很重要的一点，那就是我们都是肉体凡胎，我们的肠胃每天都要接纳大量的食物，它们像牛一样默默无闻地辛勤劳作，可是如果我们总是让它们超负荷工作，时间一长，它们也会累倒的。

作为医生，我当然希望每个患者只来医院就诊一次，希望经过治疗后他们能彻底远离肠胃病的困扰。但是肠胃病不像其他的疾病，民以食为天，一个人每天都需要通过一日三餐来补充营养，如何在保证营养的同时又不给肠胃增加负担，医生的嘱托就变得尤为重要。

医生的嘱托从哪里来？我们可以面对面直接告诉患者，我们可以在患者离院之后定期电话随访，我们可以通过新媒体用文章或视频的方式宣教，我们也可以用出书的方式给患者提供更科学、靠谱且接地气的建议。

虽然方式很多，但是不同的方式有不同的优缺点。与患者面对面沟通，虽然很直接，但中国的医生每天要接诊的患者实在太多了，语速过快，留给患者的时间太短，就容易让患者难以消化医生说出的话；离院之后电话随访，往往不能及时跟踪，而且患者也并不是时时刻刻方便接听电话；新媒体是不错的方式，但网络上的东西参差不齐，患者有时很难分辨哪里是真哪里是假。如果能有一本靠谱的肠胃科普书在手里，当然是好，但前提必须是专业的医生所写。

作为一名有14年行医经验的消化内科副主任医师，我不仅创建了自己的自媒体品牌，而且已出版消化类科普图书5本。我在完成本职工作的同时，也充分利用了新媒体和传统媒体的力量，把医学科普发扬光大，目的就是为了让更多的人受益，让大家能够了解肠胃，正确养护肠胃。

《消化科医生让你早知道——肠胃三分靠治，七分靠养》

将是我出版的第 6 本消化类科普图书。这本书是我工作的日常写照，行医 14 年的时间里，我碰到了形形色色的患者，他们饱受各种肠胃病的困扰，我相信现实中很多患者从本书里也能找到自己想要的答案。

这本书创作的初衷就是，我要教会大家如何正确认识肠胃病，如何科学呵护肠胃，如何将一些潜在的威胁扼杀在摇篮之中。

曾经一名患者告诉我，"市面上形形色色的养生书中，我最希望看医生写的书，而且要有那种带真实案例的"。

的确，医生创作科普书可以保证书籍的质量，但是不能把科普书写成专业书，科普书是写给老百姓看的，不仅要做到科学普及，还要写得通俗易懂。

如果一本科普书在上市以后能得到老百姓的认可，想想看，它将发挥多么大的价值。当越来越多的人拥有这本书，并且能够正确呵护肠胃，减少去医院的次数，作为医生的我将会无比欣慰，这不正是我所希望的吗！

丁彬彬

2023 年 7 月

目 录

食物的消化道之旅，究竟会制造出怎样的声音

我们在进食的时候，身体总能发出一些特殊的声音。有的人认为这是食物在消化道里穿梭所发出的声音；也有人更加诗情画意，他们认为消化道在接纳食物的时候就像钢琴家拥有了钢琴一样，会弹奏出各种优美的旋律。

一、口腔的声音

相信阅读这本书的人都无法拒绝美食的诱惑。当一盘美食呈现在我们面前的时候，我们会迫不及待地将其放在嘴巴里，咀嚼食物的时候会发出一种特殊的声音，这种声音听起来像是"吧唧吧唧"。很多人把这种吃饭发出声音的行为称为"吧唧嘴"。这其实是混合了唾液的食物，在狭窄的口腔空间内被挤压、搅拌时发出的声音，是咀嚼食物时上颚或上下嘴唇频繁接触、分离发出的一种"咂、咂"的声音。

无论你愿意听到，还是不愿意听到这种声音，事实上这都是一种再正常不过的声音。

二、食管的声音

食物在口腔里被反复咀嚼，咀嚼对食物进行了最初的研磨，让大的食物变成小的，让硬的食物变成软的。当食物与唾液充分混合后，伴随吞咽动作，它很快会抵达下一站——食管。

食管是一条长长的管道，它连接着咽喉和胃。成人食管的长度大约为25cm，而且食管的形态几乎是垂直的。你可以这么想象，当食物离开咽喉的时候，就已经抵达了食管的最高点，然后像过山车一样，呼啸着冲下去。在这个过程中，你是听不到任何声音的，因为在食管里，食物移动的速度实在是太

快了，食物从食管顶端到食管下端，仅需要几秒钟的时间。

三、胃的声音

当食物穿过食管之后，下一站抵达的部位就是胃。胃是消化道中最膨大的部位，能暂时储存食物。

如果说食管发挥着运输食物的作用，那么胃的主要作用就是进一步研磨食物。

食物进入胃之后，胃即开始蠕动，蠕动能使食物与胃液充分混合。胃液是一种无色透明的酸性液体，它包含盐酸、胃蛋白酶原、黏液和内因子，其 pH 为 0.9 ~ 1.8，正常成人每日胃液分泌量为 1.5 ~ 2.5L。胃液强大的酸性可以更好地磨碎、消化食物，也能激活胃蛋白酶原。

胃在研磨食物的时候同样会发出声音，这是因为我们在吞咽的时候无形中也吞入了大量的气体，这些气体从胃逆流到食管里，再通过口腔，以"打嗝"的形式排出来。这其实是一次排气过程，医生将这个过程叫作"嗳气"，俗称"打饱嗝"。

食物经过胃的研磨，会在胃的蠕动、推送下分批通过幽门进入十二指肠，这个过程是胃在排空，胃完全排空需要的时间为 4 ~ 6 小时。

对于正常人而言，如果胃能及时排空，胃的负担自然会减轻很多，但如果胃无法及时排空呢？比如当患有幽门梗阻的时候，大量的食物堆积在胃内，无法顺利通过幽门，食物的潴留会引起胃内压的增加，甚至会引起急性胃扩张。

医生为了判断患者胃内是否有食物潴留，会采用一种特殊的手法在胃的位置快速冲击。在冲击下，胃内潴留的气体和液体会相互碰撞发出声音，这种声音就是振水音，医生通过振水音来判断病情。

四、肠道的声音

食糜进入十二指肠后，就开始了肠道之旅，这里所说的肠道，主要包括小肠和大肠。小肠包括十二指肠、空肠和回肠，全长 5 ~ 6m，是人体最长的消化器官，它的主要功能是吸收营养。大肠主要包括结肠和直肠，它的主要功能是吸收食物残渣中的水分，并负责排泄代谢废物。

很多人都有这样的感觉，每次吃完东西的时候，肚子会发出"咕噜咕噜"的叫声。很多人认为这种"咕噜咕噜"的声音来自胃，其实这是不对的，准确地说，这种声音来自肠道。

任何人的肠道都会发出声音，有的时候大，有的时候小，医学界将这种声音叫作肠鸣音。之所以会产生肠鸣音，是因为我们的肠道具有蠕动功能，正是因为蠕动功能，食物才能在肠道里"穿梭"，食物残渣和代谢废物也才能顺利排出体外。

肠管蠕动时，肠腔内的气体和液体随之流动，进而产生一种断续的气过水声，这就是肠鸣音。我们在进食后，听到肚子发出的那种很特别的"咕噜"声，其实就是肠鸣音。

人体很奇妙，我们的呼吸系统会说话，发出的是呼吸音；我们的心脏会说话，发出的是心音；我们的肠道同样也会说话，发出的是肠鸣音。

但是相对于呼吸音和心音，肠鸣音则更加神秘，人们对呼吸音和心音的了解远远多于对肠鸣音的了解。比如，我们可以听到呼吸音是清晰还是增粗，听到呼吸音是强还是弱，还可以听到啰音、哮鸣音、胸膜摩擦音。我们在听心音的时候，可以听到心音是低沉还是响亮，还可以通过所听到的心脏杂音来发现疾病。

但是肠鸣音，它几乎没有什么规律可言，而且不同的人差距很大，同一个人在不同的环境里，肠鸣音的差别也很大。

为了揭开肠鸣音的神秘面纱，长期以来国内外学者曾设法通过声学、传感器、计算机技术等方法解析肠鸣音的物理特征，以破解肠道的语言，但最终都以失败而告终。即便对于同一个人而言，你也很难找到两个性质、特征完全相同的肠鸣音。既然无法破解，人们就很难了解肠道的特殊语言。长期以来，肠鸣音开始被医生忽视，甚至很多医生抛弃了听诊器，不愿意去听肠鸣音。

五、小小肠鸣音，可能提示大问题

每个人都有肠鸣音，对于肠道所发出的特殊声音，我们一定要重视它。很多时候，肠鸣音出现异常变化往往提示着疾病的来临。

当急性胃肠炎、消化道出血等疾病发生的时候，由于炎症、血液的刺激，我们的肠道蠕动得更快，肠鸣音也会更活跃，那声音仿佛在说快点、快点。

对于便秘、腹膜炎、电解质紊乱、肠动力低下的患者，由于其肠道蠕动速度减慢，肠鸣音也会更微弱，那声音仿佛在说慢点、慢点。

当麻痹性肠梗阻、急性腹膜炎等疾病发生的时候，肠道甚至会很久不说话，肠鸣音一度消失，这种静谧往往提示着病情很严重。

对于机械性肠梗阻的患者，其肠道说话的声音会非常大，我们将这种情况叫作肠鸣音亢进。

一个能掌握多种语言的人特别受人钦佩，但我们的肠道天生就是一个语言高手。

不同情况下，肠道会说不同的语言，所以不同情况下，我们听到的肠鸣音也可能不同。正常人的肠鸣音可表现为咕噜声；胃肠炎患者的肠鸣音则表现为隆隆的爆破声；机械性肠梗阻患者的肠鸣音可表现为高调的叮当声或金属音。

正常情况下，肠鸣音的频率是每分钟 4～5 次。由于肠鸣音是肠管蠕动时肠腔内气体和液体随之流动发出的声音，所以我们可以理解为这是肠道与食物之间的对话。

目前为止，人类还没有破解出这些对话的内容，这种加密的语言胜过任何一种密码学，它是特有的、无可复制的语言。

一开口就让人倒，口臭烦恼多

30岁的夏女士最近半年饱受口臭的困扰，闺蜜提醒她去医院检查一下幽门螺杆菌，这种细菌不仅容易诱发胃病，还会导致口臭。夏女士的闺蜜曾经就是感染了这种细菌，才出现的口臭，后来根除幽门螺杆菌后，口臭就缓解了。

于是，夏女士到医院做了一次呼气试验，结果真的显示她感染了幽门螺杆菌。接下来，夏女士接受了为期14天的抗幽门螺杆菌治疗，停药1个月后复查显示幽门螺杆菌已经转为阴性，但夏女士的口臭问题还是没有得到缓解。

夏女士找到我，我告诉她口臭其实并不一定是幽门螺杆菌感染所致，引起口臭的原因非常多，但90%的口臭是口源性口臭，只有10%的口臭是由于胃病或者肝肾疾病所致。

一、口源性口臭

口源性口臭，顾名思义就是来自口腔的特殊臭味。根据有无口腔疾病，口源性口臭又分为生理性口臭和病理性口臭。

先来说一说生理性口臭。由于我们进食的食物不同，所以口腔里出现的味道也不同。比如进食苹果和进食榴梿后，口腔内发出的可能是两种完全不同的味道；再比如进食大蒜、洋葱等食物后，口腔里也会有不一样的气味。但这种气味往往在停止进食后的1～2天可以完全消失。

也有一些人其实没吃什么具有刺激性气味的食物，只是在进食后不注意口腔卫生，比如不爱漱口和刷牙，结果导致口腔里存在食物残渣。口腔又是一个微生物的聚集地，在我们的牙齿和舌头表面都栖息着很多细菌，对于这些细菌来说，口腔里的食物残渣是它们最好的食物。细菌分解食物会产生挥发性硫化物，这是导致口腔异味的罪魁祸首。对于不注意口腔卫生引起的口臭，其实治疗起来也很简单，那就是在进食后注意勤刷牙、勤漱口，这样口腔里没有食物残渣了，问题也就迎刃而解了。

与生理性口臭不同的是病理性口臭。对于病理性口臭患者来说，无论其刷多少次牙、漱多少次口，口臭的问题就是没办法缓解。这种口臭往往见于龋齿、牙周病、扁桃体炎、慢性咽喉炎、口腔溃疡、口腔炎等疾病。由于这些疾病是患者本身存在的，如果不积极治疗它们，那么口臭的问题当然不能得到缓解。

二、胃病引起的口臭

说到胃病引起的口臭，我首先要说的就是幽门螺杆菌。幽门螺杆菌是一种寄生在胃内的细菌，但是这种细菌并不安分守己，它是能制造生化炸弹的"恐怖分子"。幽门螺杆菌制造的尿素酶能够分解尿素产生氨，氨是一种具有特殊臭味的气体。也有研究发现，幽门螺杆菌在制造毒素的过程中还会产生硫化氢和甲硫醇，这两种物质都属于挥发性硫化物，具有特殊的臭鸡蛋气味。

幽门螺杆菌制造生化炸弹后，还会诱发多种胃病，比如消化性溃疡、胃炎、胃癌等，这些胃部疾病导致食物在胃内潴留的时间过长，这种情况也会产生特殊的腐臭味。

1984 年，发现幽门螺杆菌的巴里·马歇尔（Barry J·Marshall）博士为了证实细菌的致病性，吞食了大量含有幽门螺杆菌的菌液，数天后其同事发现其口腔中散发出难闻的臭味。由此可见，幽门螺杆菌与口臭有关的说法真还不是危言耸听。

事实上，除了幽门螺杆菌感染之外，其他的胃部疾病也会引起口臭，比如胃食管反流病。由于胃酸等胃内容物的反流，导致酸性反流物通过食管上括约肌进入口腔，破坏了口腔黏膜，引起了口腔炎症，导致了口腔内有害细菌的滋生。这个时候，引发口臭的原因不仅有胃的因素，还有口腔的因素。

三、肝肾疾病引起的口臭

肝病患者是很容易出现口臭的。当肝病发生时，患者的口腔菌群存在失衡表现。例如，肝癌患者口腔菌群多样性增加、菌群组成改变；肝硬化患者口腔正常菌群丰度减少，肠杆菌科、肠球菌科等条件致病菌丰度增高。口腔菌群的紊乱导致口腔黏膜的修复能力和口腔的自净能力下降，特别是有害菌的生长会让细菌分解食物残渣，产生更多的挥发性硫化物。

慢性肝病的类型非常多，包括慢性乙型病毒性肝炎、酒精性肝病、非酒精性脂肪肝病、肝硬化和肝癌等。这些慢性肝病影响了很大一部分国人的健康。对于严重肝病，比如肝衰竭，由于肝功能受损严重，此类患者还会出现特殊的肝臭，即在患者呼气的时候，周围人常常能闻到一种烂苹果和臭鸡蛋混合在一起的气味。

肾病患者同样容易出现口臭，特别是尿毒症患者，这是由于其无法及时排出体内的毒素所致。尿素就是常见的尿毒症毒素之一，尿素进入肠道，在肠道细菌尿素酶的作用下，尿素可分解产生氨，氨气有特殊的臭味。尿毒症患者的唾液里也含有尿素，唾液中的尿素经过分解后也可产生氨，氨气会导致口臭。

四、口臭烦恼多，抓住病因最重要

出现口臭时，及时找出背后的元凶是至关重要的，我们不能只关注口臭，而忽视了其他的伴随症状。比如，口腔疾病引起的口臭往往伴有牙痛、咽痛、咽痒、口腔内有异常分泌物等症状；胃病引起的口臭往往伴有反酸、烧心、嗳气、腹痛、腹胀、呃逆、呕吐等症状；肝脏疾病引起的口臭往往伴有腹胀、黄疸、乏力、食欲不振、腹痛等症状；肾脏疾病引起的口臭往往伴有尿量异常、全身浮肿等症状。

通过症状我们可以做出初步的判断，这对于决定患者是看口腔科还是其他科室是至关重要的。如果患者更多出现的是口腔症状，来到医院后，口腔科医生会对其进行细致全面地检查，找到口腔的原发病灶，及时治疗，则可以有效缓解口臭。

如果患者更多出现的是胃部症状，来到医院后，医生会安排其进行一些检查，如幽门螺杆菌检查和胃镜检查等，这些都是很常见的检查方式。通过这些检查，医生不仅可以判断其有无幽门螺杆菌感染，还能判断其食管、胃和十二指肠有无异常。

对于肝肾疾病导致的口臭，检查患者的肝肾功能往往就可以发现异常。

最后，经验性治疗很重要。如果按照口腔疾病来治疗，口臭很快得以缓解，那么多半是口腔疾病所致的口臭；如果按照口腔疾病治疗没有效果，同时发现患者有幽门螺杆菌感染，根除幽门螺杆菌后口臭可以明显缓解，那么多半就是胃病所致的口臭；如果病因是肝肾疾病，经过积极对症治疗后，口臭也能得到缓解。

所以对于口臭来说，最重要的是病因治疗。就像来找我看病的夏女士，虽然其幽门螺杆菌为阳性，先采用的也是根除幽门螺杆菌的方法，但是口臭并没有得到缓解，所以我推荐她到口腔科就诊，最后发现她患有牙周病，按照牙周病进行治疗，她的口臭很快就消失了。

最后还要提醒大家，无论你患的是口源性口臭，还是非口源性口臭，吸烟和酗酒都会加重口臭，所以在治疗口臭期间，最好戒烟戒酒。

▶ 一吃火锅就得口腔溃疡，怎么破

　　30 岁的陈先生对我说："医生，我特别爱吃火锅，可是每次吃完火锅后都会长口腔溃疡，真的特别痛，没有 1 周的时间根本好不了。"他告诉我，以前他很少吃火锅，自从结婚以后，隔三岔五妻子就嚷嚷着要吃火锅。原来，陈先生的妻子是正宗的重庆人，平时最喜欢吃火锅了，而且妻子的口味特别重，每次点锅底都要又麻又辣的那种，陈先生刚开始不习惯，但是时间长了，也就慢慢适应了。

　　只是，吃 1 次火锅，就要受 1 次罪，有什么办法能够预防口腔溃疡呢？

　　陈先生说自己其实想了很多方法。比如，他听人说经常得口腔溃疡是缺少维生素所致，于是就买了各式各样的维生素来吃，但收效甚微；他又听人说经常得口腔溃疡是缺锌所致，于是又去药店购买了含锌的药品服用，可还是收效甚微。妻子告诉陈先生，他属于易上火体质，不妨去看看中医！于是陈先生又找中医开了很多中药，想调理一下自己的体质，最终却以失败而告终。

　　我问陈先生："你在吃完火锅后容易得口腔溃疡，那么在不吃火锅的时候呢？"

　　陈先生回答："不吃火锅就没事，要是半年不吃火锅，可以半年都不长溃疡。"

一、食物太烫是导致口腔溃疡的罪魁祸首

　　我告诉陈先生，口腔溃疡的发生与食物的温度有关，如果进食的食物太烫，就很容易引起口腔黏膜的灼伤，形成创伤性口腔溃疡。

　　很多人爱吃火锅，特别是在寒冷的冬天，大伙都喜欢聚在一起吃火锅，这是因为冬天天气寒冷，炒的菜刚端上桌没多长时间就冷掉了，但是火锅不同，无论是使用电磁炉还是使用炭火加热，都可以一直保持锅里的高温。

　　既然是吃火锅，当然要趁热吃，不论是热腾腾的肉片、丸子，还是蔬菜，

一般人都会夹起来直接放进嘴里，狼吞虎咽地吞下去，即使被烫到，也丝毫不觉得难受，反倒觉得被烫一下还挺舒服的。但恰恰是食物太烫，而更容易损伤口腔脆弱的黏膜。很多人吃一顿火锅要花很长时间，口腔黏膜一直得不到休息，还反复被高温食物刺激，又怎么会不出问题呢？

二、辛辣刺激食物是口腔溃疡的助燃剂

如果说食物太烫是导致口腔溃疡的罪魁祸首，那么辛辣刺激食物则是口腔溃疡的助燃剂，会让你的口腔黏膜雪上加霜。

吃火锅的时候，虽然有清汤锅底，但是由于其味道太淡，所以导致很多人并不喜欢这种锅底。在大家看来，既然是吃火锅，当然要辣一点更好。在四川、重庆这些地方，火锅不仅要辣还要麻，于是麻辣小火锅成为很多人的最爱。

其实，食物不宜太辛辣刺激，不然也会让口腔黏膜受不了，毕竟这里是容纳食物的第一关。在咀嚼的过程中，食物会与口腔黏膜来一次亲密接触，所以食物的温度、食物的刺激度、食物是否过于锐利和坚硬，都会影响口腔黏膜的健康。

三、营养摄入不均衡也容易诱发口腔溃疡

吃火锅当然要吃肉，肥羊卷和肥牛卷永远是火锅达人的最爱。但如果总是吃肉，蔬菜和水果则根本不尝一口，摄入食物的种类单一，则会导致营养物质的摄取不均衡。我们的身体不仅需要碳水化合物、蛋白质和脂肪，也需要微量元素、维生素和膳食纤维。如果吃的食物中缺少微量元素和维生素，则也容易诱发口腔溃疡。

所以一吃火锅就得口腔溃疡，还可能有食物的因素在作怪。

四、这类人群是不是不能愉快地吃火锅了

其实管住嘴是最难的一件事情。想想看，生活在城市里的你，在看到满大街的火锅店时，能控制住自己的食欲吗？

就算你能控制住，你身边的亲人、朋友、伴侣呢？

聚在一起吃火锅，有时不仅仅是吃那么简单，还体现在一个"聚"字上。一顿火锅可能让亲情更亲，让友情更深，让伴侣间更有幸福感。

可是，很多人都有与陈先生一样的烦恼，即平时很想吃火锅，可一吃就长口腔溃疡。属于这种体质的人是不是再也不能愉快地吃火锅了呢？

当然不是！在吃火锅这件事上，一定要牢记的是不能过度。如果你一周要吃好几次火锅，甚至前一次火锅导致的口腔溃疡还没好，你又开始忍痛去吃下一次火锅，这样做只会导致口腔溃疡的程度越来越严重，发作越来越频繁。

火锅再好，再能培养感情，也只适合偶尔吃一吃。我们建议每个月吃火锅的次数最好别超过两次，同时吃火锅的时候最好选择两个锅底，也就是鸳鸯锅底，一边是辣汤，一边是清汤。如果你一吃火锅就得口腔溃疡，建议你最好全程选择清汤，这样能降低吃火锅后口腔溃疡发生的风险。

食物在煮熟以后，一定要放在碗里冷却一会，等到温度降下来再吃也不迟。事实上，只要改变一下吃火锅的方式，就能降低口腔溃疡的发生风险，何乐而不为呢？

最后，吃火锅的时候别忘了补充富含维生素、微量元素和膳食纤维的食物，比如蔬菜和水果，同时也要谨记不要吸烟酗酒。很多人吃完火锅还喜欢搞别的娱乐活动，非要玩到很晚才休息，其实睡眠不足也容易诱发口腔溃疡。吃完火锅后，我们会感到嘴里和身上满是火锅底料的味道，那些牛肉和羊肉的碎屑还可能塞进牙缝里，这些都容易导致口腔滋生细菌，会增加口腔溃疡的发生风险。所以吃完火锅后，我们一定要牢记刷牙漱口。

五、有治疗口腔溃疡的药物吗

大多数口腔溃疡都是良性的。口腔溃疡具有自限性和复发性的特征。所谓自限性，就是不用药物治疗口腔溃疡也能自行痊愈，这得益于人体自身的修复能力。但是得了一次口腔溃疡并不意味着以后不会再得，如果不改正坏习惯，口腔溃疡还是很容易复发的。

在一般情况下，经过1周左右的时间口腔溃疡就能痊愈。痊愈后的口腔溃疡消失得无影无踪，肉眼根本看不到它的踪迹，仿佛从来没有来过一样。

口腔溃疡最主要的症状就是痛，很多人因为痛而选择药物治疗，目的是想让口腔溃疡好得快一点。治疗口腔溃疡的药物包括局部用药和全身用药。

　　局部用药的药物选择有止痛药物、消炎药物、促进溃疡愈合药物，它们要么是漱口液，要么是含片，要么是凝胶或喷剂，优点是使用方便、见效快，缺点是维持时间短，可能一两口唾液咽下去，药物就没什么作用了。

　　全身用药的药物选择主要是免疫制剂，通过提高机体的免疫力来促进溃疡愈合；也可以选择维生素和微量元素，或是使用中药治疗。但由于导致口腔溃疡的原因实在太复杂了，所以也别指望着这些药物能发挥奇效。

过烫的食物会诱发食管癌，这是谣言吗

65 岁的张大爷出现进行性吞咽困难已经整整 4 个月了。用他的话说，4 个月之前，自己还能吞得下固体食物，但是在 4 个月的时间里，症状不断加重，现在吃点稀饭都不行，没办法，咽不下去啊！这种痛苦一般人不会有，看着别人狼吞虎咽的吃东西，自己想吃却吃不进去，只能干着急。更糟糕的是，张大爷还越来越瘦，4 个月的时间里，瘦了 20 多斤。

张大爷究竟是得了什么病呢？经过消化内科门诊评估以后，我认为张大爷虽然营养状态差点，但是心肺功能还可以，做胃镜检查是没有问题的。之所以一定要让他进行胃镜检查，是因为我怀疑张大爷的食管出现了问题。

食管是连接咽喉和胃的一个细长管道，成人的食管长度是 25 ～ 30cm，它的主要功能是运输食物，并没有分泌和消化的功能。想想看，这么一条运输食物的管道一旦出现了病变，食物在通过的时候遇到了障碍，那么就很容易引起梗阻的发生。由于食管位于胸骨后，所以很多食管发生病变的患者都有食物吞不下去，仿佛停留在胸骨后的感觉。食管梗阻会导致食物潴留，还很容易引起食物反流。

如果一个人的食管很通畅，那么在正常情况下，固体食物在 6 ～ 9 秒的时间内可以抵达胃，而像牛奶、白开水等液体，往往只需 4 秒左右的时间就可以通过食管。

作为医生，我常常建议任何有吞咽困难的患者，哪怕只有一点点不适，也应该及时检查。正如 65 岁的张大爷，通过胃镜检查很快便发现了导致他痛苦的罪魁祸首——食管癌。

一、过烫的食物会诱发食管癌吗

为什么他会得食管癌呢？张大爷的儿子告诉我，他的父亲不吸烟、不喝酒，家族也没有食管癌的病史。通过详细询问，张大爷告诉我，他平时特别爱吃过烫的食物，而且喝水也要喝很烫的。刚开始的时候，很烫的食物会让他感到不舒服，但随着时间的推移，他也就渐渐习惯了，反而越来越离不开这样的饮食方式。

事实上，很多人都有与张大爷一样的经历。有句话叫"趁热吃"，热腾腾的饭菜上来了，特别是在饥饿的时候，很多人都会狼吞虎咽地吃，根本不会等到它凉一点。很多地方冬天特别寒冷，为了怕饭菜凉，当地人往往都选择趁热吃，从而养成了长期吃过烫食物的习惯。还有些地方的人们喜欢喝工夫茶，他们认为烧得滚烫的茶水喝起来更有味道。但是过烫的饮食其实对食管的损害很大。大量的研究发现，长期进食过烫的食物，很容易造成食管黏膜的热损伤，随着时间的推移，这种慢性刺激很容易导致食管出现局限性或弥漫性上皮增生，这是食管癌的癌前病变，也就是说这种增生转为食管癌的风险很高。

很多人认为进食过烫的食物会诱发食管癌是谣言，因为食物通过口腔和咽喉的时候，温度已经降下来了，其实这是大错特错的。对于那些经常吃过烫食物的人，都会有被烫的经历，刚开始的时候很难受，随着时间的推移，他们慢慢耐受了这种状态，但是这并不代表过烫的食物就不会伤害食管了。

二、保护好我们的食管

我们的食管从里到外主要分为4层，即黏膜层、黏膜下层、肌层和外膜。它与胃不同，胃分为黏膜层、黏膜下层、肌层和浆膜层。所以，缺少浆膜层的食管其实更加脆弱。如果进行食管手术，缺少浆膜层的食管愈合能力会更差，而且术后发生吻合口瘘的风险也会大大增加。

恰恰是因为食管的脆弱，所以我们一定要保护好它。张大爷的事例让我想起了一年前接诊的一名21岁的年轻男性患者。该患者是一名高校大学生，仅仅是为了赢得100块钱，和室友打赌后，一口气喝下了一次性杯子里装的热开水，结果很快出现吞咽困难、吞咽痛的症状，到医院检查后发现他的食管已经受到了严重的热损伤。

人体的食管最高只能承受60℃左右的温度，超过这个温度，食管黏膜就很容易受到热损伤。那些不知道食管特殊结构的人群，总是一而再，再而三地去挑战食管的极限，随着时间的推移，很容易让食管癌变的风险升高。

据统计，我国是世界上食管癌高发的国家之一，也是食管癌高死亡率的国家之一。为了降低食管癌的发生风险，我们每个人都应该好好保护自己的食管，不要等到出现问题才追悔莫及。

食管癌的发生与不健康的饮食习惯有关。所以平时吃饭的时候，我们一定要等饭菜凉一凉再吃；煮沸的开水或茶水，最好也凉一凉再喝，以减少对食管的损伤。

另外，吃辛辣食物、油炸食物、腌制食物、霉变食物，以及吸烟酗酒、咀嚼槟榔等行为对食管均有一定的伤害。在平时的饮食里，我们一定要注意多吃新鲜的蔬菜和水果，这些食物所富含的营养素既能有助于补充维生素和微量元素，又能降低食管癌的发生风险。

﹛ 别把槟榔当成口香糖

有些人在嚼槟榔后会突然出现吞咽疼痛，以致进食的时候根本不敢吃热的或酸的食物，因为只要一吃，疼痛就会更加明显，这究竟是哪里出问题了呢？

48 岁的孙先生来到消化内科门诊，通过询问，我得知孙先生嚼槟榔的时间其实并不长。他说第一次吃槟榔是在 3 天前，朋友塞给他 1 颗，虽然嚼之后感觉味道怪怪的，但是很快，孙先生就爱上了这种感觉。3 天的时间里，他去商店购买了很多袋槟榔，几乎每天都要嚼上 1 袋，算下来，1 天要嚼 10 多个槟榔。

我告诉他，他这是花钱买罪受，像他这样的情况已经高度怀疑食管出现了病变。在我的建议下，孙先生接受了胃镜检查。在距离门齿 30cm，食管下段的位置，我们发现这里的食管黏膜有明显的充血水肿，而且管腔也出现了一定程度的狭窄，同时在水肿的食管壁上，我们还发现了 1 小块槟榔残渣黏附在上面，将这块残渣取出来，可以看到下面已经出现了 1 个米粒大小的溃疡。

这么严重的急性食管黏膜损伤，在行医 10 余年中，我还是第一次碰到。至于嚼槟榔的时候为什么会把槟榔残渣吞下去，孙先生自己也记不清了。

万幸的是，通过药物治疗，孙先生的症状很快便得到缓解。1 周后复查胃镜，显示原本食管黏膜的充血水肿已经明显好转，米粒大小的溃疡已经愈合，管腔狭窄也几乎全部消失了。不过回想起这一次的患病经历，孙先生还是心有余悸，他对我说，"医生，真想不到槟榔的毒性这么大，以后我是再也不敢嚼了"。

一、为什么嚼槟榔会伤害口腔和食管

说起槟榔，很多人首先想到的便是台湾。在台湾，槟榔西施绝对是街头亮丽的风景线。可是槟榔不仅在台湾流行，在福建、海南、云南、湖南等地，很多人也都有嚼槟榔的习惯。由于经过加工制作的槟榔有特别的口味，很多人一旦爱上这种感觉便往往欲罢不能，随着时间的推移，也就把槟榔当成了口香糖，但是这样嚼槟榔对口腔和食管的健康有很大的危害。

孙先生只是嚼了短短 3 天的槟榔，就出现了急性食管黏膜的损伤。可想而知，槟榔对健康的危害该有多大。

我总是劝身边的人让他们远离槟榔，这是因为槟榔中富含多酚和生物碱，其中槟榔碱是最主要的成分。研究发现，槟榔碱可能会损伤口腔和食管黏膜，诱导上皮细胞的凋亡。而在加工槟榔的时候，常常要往其中加入生石灰、麻黄和细辛。在嚼槟榔的过程中，这些特殊的物质连同槟榔碱又会造成对口腔和食管黏膜的损伤。所以，长期嚼槟榔的人不仅口腔健康堪忧，食管也容易发生病变。在食管癌的致病因素里，长期咀嚼槟榔就是其中的一种。

2003 年，世界卫生组织（WHO）下属的国际癌症研究中心将槟榔认定为一类致癌物。在槟榔流行的国家和地区，不仅口腔癌的发病率很高，食管癌的发生率同样不低。

很多人不仅爱嚼槟榔，还爱吸烟和酗酒。研究发现，吸烟和酗酒不仅是口腔癌的危险因素，同时也是食管癌的危险因素，随着每日吸烟量、吸烟时间、饮酒量、饮酒时间的增加，口腔癌和食管癌的发病风险也随之增加。同样，国际癌症研究中心也将酒精和香烟定为一类致癌物。所以，如果以上 3 种危险因素都具备，则又会进一步导致口腔癌和食管癌的发病率升高。

二、嚼槟榔对牙齿的伤害

很多人爱嚼槟榔，且经过检查发现他们并没有罹患口腔癌和食管癌，于是便特别开心，心里想着既然没有患癌，为什么不多嚼一点呢？

越是抱有侥幸心理，越是有后悔的那一天。由于槟榔富含粗纤维，槟榔纤维的摩擦又会导致对牙齿的磨损，所以长期咀嚼槟榔的人的牙齿都不是特别好，同时口腔卫生也很糟糕。另外，即便长期嚼槟榔没有诱发癌症，但也很容易诱发口腔黏膜下纤维化，这是口腔癌的癌前病变，患者常常伴有明显的张口受限和吞咽困难。

像孙先生这样的患者其实还是幸运的，由于槟榔引起了急性食管黏膜的损伤，让他从此长了记性，彻底戒掉槟榔。还有许许多多长期咀嚼槟榔的人群，槟榔在悄悄吞噬着他们的健康，可他们却浑然不知，直到出现明显的口腔和食管症状再去检查，往往为时已晚。

所以戒掉槟榔其实就像戒烟和戒酒一样重要。对于长期咀嚼槟榔的人群，还应该及时到医院检查口腔和食管，以便及时发现早期癌症。

三、嚼槟榔也有一定的成瘾性

"提神快，嚼槟榔。""炸一下，特来劲，提神快。"这些耳熟能详的广告语离大家是那么的近。当人们从网络、电视、报纸上了解到这些广告语后，就会信以为真，而槟榔厂家则避重就轻，不谈危害，还把槟榔包装成绿色口香糖，他们肆无忌惮地进行广告赞助，归根结底是为了宣传自己的商品，让更多的年轻人迷恋上槟榔。但是槟榔和香烟一样，都有一定的成瘾性。

2021 年 9 月 17 日，国家广播电视总局办公厅发布《国家广播电视总局办公厅关于停止利用广播电视和网络视听节目宣传推销槟榔及其制品的通知》，决定自即日起，停止利用广播电视和网络视听节目宣传推销槟榔及其制品。

一瞬间，广告满天飞的槟榔被打回了原形，人们发现脱去华丽广告外衣的槟榔其实根本不是绿色口香糖，它的致癌性和成瘾性有目共睹。

这样的快消品不应该通过广告宣传的方式来迷惑年轻人。香烟已经令大家很头痛了，如果再来一个槟榔，想想看，年轻人的身体会变成什么样？

⎰ 吞馒头能自测食管癌，这是谣言吗

吞馒头时被噎住了，很多人都有过类似的情况。但是 52 岁的周先生认为自己可能得了食管癌，他来到消化内科门诊问我做什么检查可以确诊。

我问周先生，这种情况有多久了？周先生的回答却让我大吃一惊，他说自己平时吃东西挺正常的，只不过是通过吞馒头的方法自测了一下，结果发现被噎住了，这才担心自己是不是得了食管癌。

原来，周先生前两天看到了朋友圈里转发的一篇科普文章，里面说的是有关食管癌的知识，在文章最后还分享了一个自测早期食管癌的方法，那就是吞馒头。周先生按照文中的方法，特地找来馒头，捏下了不大不小的一块，然后没有嚼便整块咽了下去，结果被噎住了。

作为一名消化内科医生，我是第一次知道这种吞馒头自测食管癌的方法，说实话，我顿时感觉自己这么多年的书算是白读了，于是我让周先生打开这篇文章，让我好好拜读一下。读过之后，我发现文中所描述的食管癌的自测方法简直就是误人子弟的伪科普。这篇文章说，健康的食管内壁都是光滑的，如果里面长癌了，就会变得粗糙，吞馒头时就会被卡住。

看似说得很有道理，实际上这只能用来忽悠那些不懂医学的人。

一、吞馒头自测食管癌，靠谱吗

我告诉周先生，像他这样不通过咀嚼就直接吞食物，别说是馒头了，就是吞米粉、面条、面包、鸡蛋等，都会出现被噎住的感觉。因为，成人的食管并非直上直下的，而是稍微向前有点倾斜的。而且，食管也并非上下一样粗，成人的食管有 3 个狭窄，第一个狭窄位于食管的起始部，第二个狭窄位于食管和气管的交叉处，第三个狭窄位于食管与膈肌交界的地方。由于存在这 3 个狭窄，所以才使得食物很容易卡在这 3 个地方。

想想看，把一块不大不小的馒头不经过任何咀嚼直接咽下去，在通过食管入口处的时候就会感觉很困难，所以很多人有被噎住了的感觉。其实，这并非是食管里长了肿瘤，而是大块的没有经过咀嚼的食物直接卡在了食管入口的位置。

由于食管癌的发展是一个长期的过程，所以它引起的最典型的症状就是进行性吞咽困难，这也是大多数患者就诊时的主要症状。患者常常描述自己由不能咽下固体食物逐渐发展到液体食物也不能咽下。遗憾的是，进行性吞咽困难往往已经是食管癌的中晚期症状了。除了这种表现外，食管癌患者还常常伴有食物反流、吞咽疼痛、营养不良、消瘦、声音嘶哑等症状。

早期食管癌则不同，大多数患者并没有什么特殊的表现，吞馒头的时候也不会有什么异常，仅有少数患者可能会有胸骨后不适、烧灼感或是轻微的哽噎感，但这些表现时轻时重，甚至可能会很快消失，根本不会让你有任何警惕。

二、如何发现早期食管癌

该文章介绍的吞馒头自测早期食管癌显然属于伪科普，并没有任何科学依据。换句话说，如果吞馒头的时候被噎住了，并不能说明你有食管癌；如果吞馒头的时候一切顺畅，也不能说明你没有食管癌。而且，这样做很容易引起危险的发生。想想看，大块的馒头停留在食管入口的位置，而食管与气管比邻，做这样的测试，很容易引起呛咳，更严重的可能会引起窒息。

大多数时候，早期食管癌没有表现，不做检查，单纯通过自测是根本无法检测出来的。虽然少数早期食管癌患者会有症状表现，但是像贲门失弛缓症、胃食管反流病、食管良性狭窄、食管裂孔疝、食管平滑肌瘤等食管良性疾病，也都可能会引起类似症状。

使用吞馒头法来自测早期食管癌，除了会导致危险、引起恐慌外，其他的任何帮助都没有。作为一名行医10多年的消化内科医生，我建议高危人群可以考虑定期进行胃镜检查，这才是发现早期食管癌的最有效方式，而且是诊断的金标准。

因为在胃镜检查过程中，通过咽喉的第一站就是食管，所以胃镜不仅能直接观察食管病灶的形态，还可以在直视下进行活检，对胃镜下可疑病灶，还可以通过胃镜进行黏膜染色，从而大大提高了早期食管癌的检出率。由于饮食、年龄、遗传、吸烟、酗酒、咀嚼槟榔等均是诱发食管癌的高危因素，所以对于年龄在 50 岁以上，平时喜欢进食粗糙、辛辣、过烫食物，喜欢咀嚼槟榔，喜欢进食腌制和烟熏食物，不爱吃蔬菜和水果，有食管癌家族史，喜欢吸烟酗酒的人群来说，即便没有任何不适，也建议定期进行胃镜检查，以便提高早期食管癌的诊断率。

⨾ 食管里为什么会有静脉曲张

查房的时候，我一眼就认出了小刘。3 天前，35 岁的他因为黑便挂了我的门诊号。检查之后我告诉他，他罹患的是上消化道出血，因为贫血比较严重，而且依然有活动性出血，我将他安排住进了消化内科病房。如今，管床医生已经为小刘安排了胃镜检查。

检查显示，他的十二指肠球部后壁有一个活动性的溃疡，我们判断是溃疡导致的上消化道出血。但是，胃镜检查还发现小刘有严重的食管静脉曲张，虽然曲张的静脉没有破裂，也不是导致此次上消化道出血的主要原因，但我们还是为小刘捏了一把冷汗。

我告诉小刘，如此严重的食管静脉曲张，即便这次没有出血，以后发生出血的风险也会很高，而且曲张的食管静脉一旦破裂出血往往都是大出血，如果处理不及时，患者会因此出现生命危险。小刘越听越害怕，但问题是他才 35 岁，为何会出现如此严重的食管静脉曲张呢？

一、哪些原因会导致食管静脉曲张

食管静脉曲张主要分为上行性静脉曲张和下行性静脉曲张。

上行性静脉曲张是指食管下段出现静脉曲张，然后从下段开始一直向上蔓延，甚至抵达食管中段以上。这种主要起源于食管下段的静脉曲张，常常是由于肝硬化门静脉高压所致。

持续的门静脉高压很容易导致属于门静脉系统的胃冠状静脉在食管下段和胃底处与腔静脉系的食管静脉、奇静脉吻合，形成食管胃底静脉曲张。

这是目前上引起食管静脉曲张的最常见因素。值得一提的是，肝硬化导致的食管胃底静脉曲张，由于曲张静脉的管壁薄弱、缺乏弹性收缩，所以不仅出血的风险很高、出血后止血的效果很差，而且导致的死亡率也很高。

所以对于肝硬化患者出现食管胃底静脉曲张就像一颗定时炸弹一样，随时可能爆炸引起致命后果。更糟糕的是，目前为止也没有哪一种方法能彻底预防它的破裂出血，即便我们可以选择药物降低门静脉压力、选择内镜下治疗预防出血，甚至选择外科手术，但是这些方法其实都不能从根本上解决问题。

还有一种下行性食管静脉曲张，它是指食管上段出现静脉曲张，然后从上段开始一直向下蔓延。这种情况常常发生在纵隔，或是由于颈部疾病压迫上腔静脉或上段食管静脉，导致静脉回流受阻所致。不过这种食管静脉曲张在临床上相对少见。

二、肝硬化是如何形成的

通过检查，小刘最终被确诊为肝硬化。按照病程发展，肝硬化分为肝功能代偿期和失代偿期。遗憾的是，小刘属于后者。那么问题来了，为何小刘一经发现就是肝硬化失代偿期了呢？它是如何形成的？

肝硬化，顾名思义就是肝脏已经变形硬化了。你也可以这么理解，正常人的肝脏质地非常柔软，但由于某些特殊的原因，导致肝脏变得坚硬如磐石。

由于早期肝硬化无明显症状表现，所以很多人即便得了肝硬化也可能毫无症状，等到病情不断进展，由代偿期发展为失代偿期，出现了肝功能减退和门静脉高压后，才引起重视。可是出现症状再去检查，十有八九已经是肝硬化失代偿期了。

那么才 35 岁的小刘，他的肝硬化又是什么原因导致的呢？

是因为酗酒吗？长期酗酒容易引起酒精性脂肪肝、酒精性肝炎、酒精性肝纤维化、酒精性肝硬化。但是小刘并不喜欢喝酒，他说自己一年到头喝酒的次数不超过两次，而要导致酒精性肝硬化，则需要每天大量饮酒，而且饮酒史至少要在 5 年以上。

通过一系列检查，我们发现导致小刘患肝硬化的罪魁祸首其实是乙型病毒性肝炎（简称乙肝）。

作为消化内科医生，我曾在门诊收治了许许多多肝硬化的患者，这些患者有着共同的特点——乙肝。在我国，乙肝病毒感染是导致肝硬化的最常见病因。目前，全世界的乙肝病毒感染者数量约为 3.5 亿，而我国就有高达 9000 多万的乙肝病毒感染者。很多人认为从乙肝发展成肝硬化的时间会很漫长，事实上并非如此，如果乙肝病毒足够活跃，机体的免疫损伤不断加重，就会促进肝功能的恶化，最终导致肝脏的严重病变。

三、如何预防肝硬化

很多人明明患有乙肝，但始终认为自己只是乙肝病毒携带者，不需要进行特殊治疗，也不需要定期复查。他们并不知道，随着年龄的增长，免疫系统功能成熟，免疫耐受也被打破，机体为了清除乙肝病毒，不断进行免疫清除，导致杀敌一千，自损八百。很多人随着年龄的增长，身体已经悄然发生了变化，乙肝病毒和身体已经不能和平共处，这个时候如果还不重视，随着时间的推移，肝病就会不断进展，最终发展为肝硬化。

也有很多人像小刘一样，由于没有进行过体检，根本不知道自己患有乙肝。这一部分人只有在发现肝硬化的时候，才会意外发现原来自己患有乙肝。

由于乙肝是导致肝硬化的最主要因素，那么对于乙肝病毒感染者，在需要行抗病毒治疗的时候就应该及时抗病毒，同时还应该坚持定期复查，这样才能降低乙肝发展成为肝硬化的风险。

鱼刺卡喉，这些方法真的管用吗

吃鱼的时候一不小心，鱼刺就卡在了喉咙里，为了对付这突如其来的鱼刺，50 岁的邓先生可谓是绞尽脑汁，想出了很多法子。他的第一个方法是喝醋，因为妻子告诉他，醋是酸性的，能够软化鱼刺。可是他试过以后，喉咙还是很不舒服。于是，他又尝试了第二个方法，吞米饭。

这样强行将饭团咽下去，伴随着喉咙一阵剧痛，邓先生感觉越来越不舒服，不仅喉咙不舒服，胸骨后也痛起来。妻子见情况不对，赶紧陪邓先生一起到医院就诊。

鱼刺卡在喉咙里，喉咙很不舒服，于是邓先生先挂了耳鼻喉科门诊的号，但是耳鼻喉科医生经过详细检查以后告诉邓先生鱼刺不在喉咙里。之后邓先生又进行了 CT 检查，这才发现，鱼刺卡在了食管上段。

在耳鼻喉科医生的建议下，邓先生来到消化内科诊室。我告诉他，从 CT 检查结果来看，鱼刺卡在了食管上段，如果不及时取出来，时间长了可能会导致食管黏膜的糜烂、出血，甚至穿孔。

邓先生一脸痛苦地对我说："医生，你赶紧想办法给我取出来，我快受不了了！"

10 分钟后，通过胃镜检查，卡在邓先生食管里的鱼刺终于被取了出来，邓先生瞬间舒服了很多，他说在此之前连吞口水都会痛，现在终于好多了。

我告诉他，吃一堑长一智，下次再吃鱼的时候一定要小心，万一被鱼刺卡住了喉咙，千万别用那些土方法，那些方法不仅没用，反而会让鱼刺卡得更深，处理起来会更麻烦。

一、醋真的能软化鱼刺吗

其实，这完全是无稽之谈。国家规定，酿造食醋的总酸含量标准为 3.5 ～ 5.0g/100mL（总酸含量即 100mL 食醋中含醋酸的质量）。这样的醋酸含量不可能软化鱼刺。而且，醋喝下去之后，直接就通过咽喉进入食管，接着到胃，醋和鱼刺接触的时间可能只有几秒钟而已，如果这样的醋能把鱼刺软化了，那么它对口腔黏膜和食管黏膜的损伤会更大。

如果你还是不信，不妨做一个小实验，将一根鱼刺放在一大碗食醋里浸泡，你会发现即便这样，鱼刺软化起来也很困难。所以，试着用食醋的酸度来融化鱼刺，就更是天方夜谭。

二、吞米饭或馒头能去除卡在喉咙里的鱼刺吗

很多人认为鱼刺卡在喉咙里，喉咙感觉特别不舒服，如果能把它吞到肚子里那就太好了，因为胃酸能将鱼刺软化掉。事实上，这种想法太幼稚了。因为鱼刺通过咽喉进入的下一个部位不是胃，而是食管。食管是连接咽喉和胃的一个细长管道，成人食管全长约25cm，在这25cm的长度里却暗藏玄机。

很多人认为食管是直上直下的，其实不然，食管的周围有很多器官，由于这些器官的压迫，导致食管存在3个狭窄。第一个狭窄位于食管的起始端；第二个狭窄在食管入口以下7cm处，位于左支气管跨越食管的部位；第三个狭窄是食管通过膈肌的裂孔处。由于食管狭窄的存在，导致鱼刺虽然通过了咽喉部，却更易卡在这些食管狭窄的部位。所以，鱼刺卡在喉咙里本来是最容易取出的，结果由于这些愚蠢的做法，导致鱼刺卡在了更深的位置，使耳鼻喉科医生也无能为力，最终只能求助于消化科医生了。

三、可以自己用手把鱼刺抠出来吗

鱼刺卡在喉咙里，喉咙感觉特别难受，出于本能反应，很多人会直接把手伸进嘴里，试图抠出讨厌的鱼刺。但问题是，鱼刺真的能被抠出来吗？

吃鱼的时候，因为大的鱼刺看得清楚，没有人会去吃，所以大的鱼刺不会卡在喉咙里。经常卡在喉咙里的往往是隐藏在鱼肉中的小刺，这些小刺可能小到只有几个毫米，试问你如何用手把它抠出来？更糟糕的是，如果贸然用手去抠，可能会把鱼刺推得更深。

将手伸进嘴里，刺激到咽后壁，还会引起呕吐反应。对于年龄较小的儿童，如果作为父母的你使用了这种错误方法，很可能会引起其呛咳，甚至是窒

息的发生。这是因为用手抠这样的剧烈刺激会让胃内容物反流到食管，甚至是咽喉里，由于气管和食管比邻，所以反流到咽喉部的胃内容物很容易被误吸到气管里。

四、正确处理鱼刺卡喉的方法是什么

处理鱼刺卡喉使用的工具远远没有想象的那么高大上。作为医生，我建议那些平时爱吃鱼的人一定要在家里备上镊子和手电筒，以备不时之需。

一旦鱼刺卡在口腔，此时最好不要再吃东西，可以张开嘴让家人帮助你。刚开始被鱼刺卡住的时候，鱼刺往往卡得不深，用手电筒照亮口腔找到鱼刺，再用镊子将其夹住取出，实在是再简单不过了。如果鱼刺卡在了咽喉部，可以发"啊"音，这样能够将鱼刺看清，借助镊子也可以把它取出来。

如果试了这样的方法还是取不出来鱼刺，那请你也不要急，因为一急就会犯错。这个时候，你可以去医院求助医生。大多数情况下，只要你没有采取错误的处理方法，鱼刺都会停留在口腔里，耳鼻喉科医生能借助简单的工具找到鱼刺，并把它取出来。如果你在吃鱼的时候，鱼刺直接通过咽喉部卡在了食管里，这时请一定要判断自己是否有食管异物，如果出现胸痛、吞咽困难、吞咽疼痛、烧心等表现，你就要警惕了，此时建议你直接求助消化内科医生。因为，耳鼻喉科医生往往处理的是停留在口腔和咽喉部的鱼刺，卡在食管里的鱼刺则需要消化科医生借助胃镜将其取出。

鱼肉味道很鲜美，且富含优质蛋白质、不饱和脂肪酸、二十碳五烯酸（EPA）、二十二碳六烯酸（DHA）、维生素 A 和维生素 D。这些营养成分不论是对于成人，还是对于儿童都是非常有益的。如果说吃鱼的坏处，想必就是卡鱼刺了。

如果你既想吃鱼，又不想被鱼刺卡住，建议你可以选择刺少的鱼，如鲈鱼、鲑鱼、带鱼、金枪鱼、鲱鱼、黄花鱼等都是不错的选择。

儿童在吃鱼的时候，一定要有成人的监护。细心的父母在处理鱼肉的时候，可以把刺先挑出来，这样孩子吃起来才更安全。

吃鱼的时候，切忌大声说笑，最好专心一点，这样才能降低误吞鱼刺的风险。

⟨ 食管里长的真菌，是吞下去的吗

有些人可能会出现不明原因的吞咽困难和吞咽疼痛，以为自己得了食管癌，到医院检查后却被确诊为真菌性食管炎。

拿着胃镜检查报告单，60岁的老何百思不得其解。他问我："医生，我上网查了一下，说真菌其实就是霉菌，家里的食物发霉了，上面所生长的霉菌其实就是真菌。可问题是，我是从来不吃霉变食物的，为什么食管里会有真菌呢？"老何显然认为，食管里长的真菌应该是吃东西时不小心吞下去的，其实并不是这样的。

我告诉老何，正常人的食管壁上是不会有真菌的，但是真菌可以存在于人体的皮肤和口腔里。它是一种条件致病菌，当人体的免疫力足够好的时候，免疫力可以牢牢压制着真菌，防止它兴风作浪，虽然此时真菌存在于我们的身体里，但它并不会致病。在某些特殊的情况下，比如当人体免疫力下降的时候，原本始终被压制的真菌此时就可以乘虚而入，侵犯多个系统，引起深部的真菌感染。

确诊真菌性食管炎，往往是通过胃镜检查。正如老何的病就是在做胃镜检查的时候发现的。其整个食管黏膜广泛充血水肿，食管壁上面被白色的真菌伪膜覆盖，使用生理盐水冲洗根本冲不掉。但是，并非胃镜下看到的所有白色物质都一定是真菌，像细菌感染、某些特殊的白色药物、单纯疱疹性食管炎等情况也都可以使食管黏膜附着这些异常的白色斑块。所以，确诊这些白色斑块究竟是不是真菌，还需要进行内镜下刷检涂片，然后将涂片送到检验科在显微镜下进行观察，如果显微镜下能看到真菌的菌丝和芽孢，那么就可以确诊了。

一、感染食管的真菌，哪种最为常见

真菌在自然界里广泛存在。迄今为止，人类已经发现了几千种真菌。但是并非所有的真菌都会攻击人类，能让人类致病的真菌不超过100种，至于能够感染食管的真菌就更少了。在这些真菌种类里最常见的是白色念珠菌，又称白假丝酵母菌。它不仅广泛存在于自然界中，还存在于正常人口腔、上呼吸道、肠道及阴道里。

前面说过，真菌属于条件致病菌，白色念珠菌当然也是，只有在机体免疫力下降的时候，它才会进一步大量生长，导致更深部位的感染。

一旦食管感染白色念珠菌，食管壁上就会出现那些密密麻麻的白色斑块，看起来就像是豆腐渣一样。黏附在食管壁上的真菌，很容易导致患者吞咽困难、吞咽疼痛、胸骨后烧灼感，有些患者还会表现为厌食、恶心呕吐，甚至会有发热症状。

随着时间的推移，如果患者一直拖着不愿意去医院治疗，那么真菌性食管炎还可能导致食管穿孔、食管狭窄，甚至引起食管梗阻的发生。

二、哪些原因会导致真菌性食管炎

导致机体免疫力下降的原因有很多，比如肿瘤、糖尿病、血液系统疾病、艾滋病等。所以，发现真菌性食管炎，一定不要单纯认为只是食管出了问题，此时我们的思维还应该发散一下。就像 60 岁的老何，他在 50 岁的时候确诊为 2 型糖尿病，但是在 10 年的时间里，他并没有重视这种慢性病，治疗上也是随心所欲，所以血糖一直控制得不好。这次在门诊通过检查血糖，我发现他的空腹血糖高达 20mmol/L。如此高的血糖会让免疫细胞无法利用和摄取能量，吃不饱饭自然导致其活性降低，免疫力也就随之下降了。

另外，有些真菌性食管炎患者长期使用糖皮质激素，或免疫抑制剂，或抗肿瘤药物，这些药物也会降低人体的免疫力，给真菌可乘之机。

还有一种情况会导致真菌性食管炎，那就是滥用抗生素。任何药物都是一把双刃剑，比如抗生素，它可以杀死细菌，对于真菌却无可奈何。滥用抗生素还会把好的细菌和坏的细菌统统都杀死，在这种情况下，口腔里面的菌群失调了，真菌也会趁机大量生长。研究发现，食管里的白色念珠菌主要来自口腔。

三、如何治疗真菌性食管炎

在治疗真菌性食管炎之前，一定要弄清病因。比如老何，他的主要病因是控制不佳的血糖，这个时候通过积极地控制血糖，就可以让免疫力逐渐恢复正常。对于肿瘤或其他疾病，也要采取不同的治疗方式，把原发病治好了，使免疫力恢复了，很多问题也就迎刃而解了。

大多数情况下，只要把机体免疫力提高上来，真菌性食管炎可能自己就好了。

但是如果原发病难以治疗或者短期内达不到很好的效果，这个时候就需要进行抗真菌治疗。抗真菌治疗最常用的就是抗真菌药物，但是这些药物存在一定不良反应，主要是伤害肝脏，所以患者在服药时一定要有医生的指导，而且还要定期到医院检查肝功能。

对于滥用抗生素导致的真菌感染，则要根据情况及时停药。有人说与其等到出现严重的真菌感染才停用抗生素，倒不如从一开始就掌握抗生素使用的指征，正确使用而不是滥用它，这才是预防真菌性食管炎发生的最有效方法。

对于真菌性食管炎的患者来说，生活中的自我护理同样很重要。罹患真菌性食管炎意味着你的免疫力很低，这个时候要注意保暖、不去人流密集的地方、多喝温开水，以及注意保持充足的睡眠，千万不能熬夜。

真菌性食管炎患者吃东西的时候尽量别再伤害食管，不要吃粗糙的、硬的、边缘锋利的食物，也不宜进食太多高脂肪食物和辛辣刺激性食物，要选择清淡易消化而且有利于吞咽的食物，不要选择吃下去就感到被噎住的食物。

罹患真菌性食管炎的人也有可能罹患真菌性口腔炎。所以，勤刷牙漱口，注意保持口腔卫生很重要，这样做还能避免把口腔里的真菌孢子咽到食管里面去。

? 咽部异物感，这种感觉你曾经有过吗

　　28 岁的小娟得了一种怪病，她总是有咽部异物感，虽然不痛，但是吐又吐不出，咽又咽不下，那种感觉实在太痛苦了。更让小娟觉得不可思议的是，虽然自己的症状很明显，到医院检查后，医生却说没什么大问题。

　　小娟不信，自己这么不舒服，不可能一点问题都没有。于是近 1 个月的时间里，她去不同的医院，找不同的医生诊治，但检查来检查去，还是没有发现她有器质性问题。西医是没办法了，于是小娟想到了中医。一个老中医告诉小娟，她其实患的是"梅核气"。相信很多人都是第一次听到这个名词，"梅核气"是中医的一种病名，之所以这么叫，是因为"梅核气"的患者咽中似有梅核阻塞，咯之不出，咽之不下。

　　"梅核气"其实就是西医说的"癔球症"。

　　不要小看这种病，它其实非常常见。根据国外文献报道，癔球症的发生率在正常人群中高达 46%，但是去医院就诊的患者不到总发患者数的 1/3。

　　从这里我们可以了解到癔球症的发病率很高，但是它受到的重视远远不够，以致在漫长的时间里，很多人一直饱受这种疾病的困扰。

一、癔球症的病因有哪些

　　癔球症这种病真的是疑难杂症吗？很多患者到医院就诊，做了各式各样的检查，最终还是明确不了病因。要告诉大家的是，虽然癔球症很常见，但其确切的病因目前仍不清楚。很多研究发现，癔球症的病因可能有很多种，涉及生理功能紊乱和精神心理因素，这些因素叠加在一起，使得癔球症更复杂了。

　　在癔球症的病因里，我们首先要说的就是精神心理因素。很多癔球症的患者做了大量检查，始终没有发现器质性病变，查来查去，最终才发现其实是心理因素在作怪。研究发现，神经过敏、性格内向和具有情感障碍的人更易罹患

癔球症。很多癔球症患者在发病前往往遭遇了严重的挫折，这些挫折让他们身心俱疲，甚至出现了明显的抑郁、焦虑和睡眠障碍。

如果有癔球症的表现，而且相关检查均未见器质性病变，同时患者还伴有明显的抑郁、焦虑和睡眠障碍，这个时候就要警惕是精神心理因素在作怪。此时，医生要给患者指明方向，不要继续在耳鼻咽喉科和消化内科转来转去，最好去看一下心理科。

其次，我们要说的是咽部这个位置非常特殊。穿过咽部，我们很快可以看到食管入口。在咽部与食管的移行处有一块肌肉，医学界将其称为食管上括约肌。很多人容易把食管上括约肌和食管下括约肌混淆。食管下括约肌位于食管与胃贲门连接处以上，所以从位置上看，食管上括约肌和食管下括约肌是完全不同的。之所以要说到食管上括约肌，是因为如果这块肌肉的压力过高，就会导致癔球症的出现。

在癔球症的病因里，我们最后要说的是食管的高敏感性。其实，很多患者的食管本身没有明显的器质性病变，但是其食管的敏感性明显高于正常人，使得稍微有点风吹草动，都会让食管发出一系列报警信号，癔球症就是其中一种。

二、怎样诊断癔球症

目前诊断癔球症最权威的标准是罗马Ⅳ标准，它一共有 6 个方面的要求：①持续或间断发作的咽喉部非疼痛性团块感或异物感；②感觉发生于两餐之间；③无吞咽困难或吞咽痛；④没有胃食管反流引起症状的证据；⑤没有伴组织病理学异常的食管动力障碍；⑥诊断前症状出现至少 6 个月，近 3 个月症状符合以上标准。除上述癔球症诊断标准外，尚需同时开展心理评估。

通过上述 6 个标准，我们会发现诊断癔球症其实并没有那么简单。我们不能仅凭患者有咽部异物感就直接诊断癔球症。碰到一个可疑癔球症的患者，检查排除器质性病变是非常有必要的，这些检查包括鼻咽喉镜检查、食管钡餐造影检查、胃镜检查、食管压力测定、食管 24 小时 pH 监测。为了进一步排除甲状腺和颈椎的病变，有时还需要进行甲状腺 B 超检查和颈椎 CT 检查。

复杂的检查常常让患者心烦意乱，他们会觉得："我就是有一点咽部不适感，你给我做这么多检查，这不是过度检查吗？"

当你看完这篇文章后，相信你一定能理解医生了。癔球症是一种病因极其复杂的疾病，它不仅需要与耳鼻喉科疾病（鼻咽炎、会厌囊肿、喉上神经炎）相鉴别，还需要与消化系统疾病（胃食管反流病、食管憩室、早期食管癌）、骨科疾病（颈椎病变、茎突综合征）、普外科疾病（甲状腺疾病、颈部肿瘤）相鉴别。

其实，我们最怕的不是没诊断出癔球症，而是把这些部位的器质性病变漏掉了。想想看，如果甲状腺癌或食管癌被误诊为癔球症，结局会是什么？根本不敢想象！

三、癔球症怎么治

癔球症更像是一种慢性病，一旦确诊了这种疾病，就如同恶魔缠身一样怎么都好不了。有数据显示，癔球症患者的不适症状持续超过 3 年的竟然高达 75%，超过 7 年的高达 50%。由于症状无法改善或改善不明显，使得很多患者频繁到医院就诊，近 50% 的患者每年看门诊的次数高达 10 次以上。

相当于差不多每月 1 次的就诊频率。想想看，癔球症患者该是多么痛苦和无奈啊。

癔球症如此难以痊愈，难道它真的是不治之症，是不死的癌症吗？

由于癔球症的病因非常复杂，所以到目前为止，医生也没有找到一种特效的方法来治疗癔球症。如果通过检查确诊了癔球症，医生会推荐患者行中西医结合治疗。

先说一说西医疗法。西医治疗癔球症更多的是采用心理治疗。心理治疗又包括认知行为治疗和抗焦虑抑郁治疗。前者是通过心理疏导、催眠辅助放松疗法来帮助患者走出心理困境；后者则是通过药物治疗控制患者大脑里的神经递质浓度。

再说一说中医疗法。中医把癔球症称为梅核气，这说明在很早以前，中医前辈就已经开始重视这种疾病了。《外科证治全书》中提及"梅核气……或针少商穴亦妙"，这提示针灸在治疗癔球症方面可能存在一定的疗效。除了针灸之外，中医中药也是一种选择。

当然，除了求助医生外，保持健康的生活方式也有助于改善癔球症。癔球症患者一定要戒烟、戒酒、戒槟榔，同时不要进食辛辣刺激性食物，还要保持规律的作息时间，尽量不要熬夜。

　　虽然癔球症总是困扰你，但是你已经做了很多检查，已经排除了器质性病变，所以不要再担心自己是不是得了没查出的重病。癔球症更多的是心理因素在作怪，所以摆好心态、放松心情对于疾病的恢复同样重要。

₹ 一吃东西就烧心，原来是反流在作怪

　　37 岁的徐先生最近得了一种怪病，整整 1 个月的时间，只要他一吃东西就会有烧心感。起初，徐先生以为是自己的心脏出了问题，于是他来到医院挂了心血管内科的门诊号，但是通过检查，医生告诉他，他的烧心与心脏无关，同时建议他去消化内科就诊。

　　徐先生找到我的时候，烧心症状已经特别明显了，严重的烧心感让他寝食难安。通过胃镜检查，我发现徐先生的食管糜烂程度非常严重，不仅累及了食管的中下段，而且糜烂范围超过了 1/2 的食管圆周。这种内镜下的典型表现，就是在提示反流性食管炎，正是这种疾病导致了徐先生出现明显的烧心感。

一、烧心不是心脏发烧

　　很多人对烧心存在误解，在他们看来烧心就是指心脏发烧，所以应该是心脏出了问题，其实不是这样的。准确地说，烧心其实是指剑突下或胸骨后出现烧灼感，同时这种烧灼感是由胸骨下段向上延伸的，所以容易被误认为是心脏的问题。

　　徐先生之所以会出现烧心，主要原因在于反流。当胃内容物反流到食管的时候，反流物里含有的胃酸就会刺激食管上皮下的感觉神经末梢，从而引起一种烧灼样的感觉，严重的患者还会有烧灼痛，甚至是刺痛。

　　之所以会出现反流，是因为食管与胃连接处的肌肉松弛了，这块肌肉叫作食管下括约肌，其位于食管与胃贲门连接处以上，长度为 4 ～ 6cm。食管下括约肌的作用是控制食物的进和出。在饥饿的促使下我们开始进食，食物穿过咽喉进入食管，在食物的刺激下，食管下括约肌舒张，留出一条宽敞大道让食物顺利入胃。在食物抵达胃内，我们的吞咽动作停止之后，食管下括约肌又会立刻收缩，原有的大道被关闭了，食管与胃的边界线不再开放。通道的关闭可以防止已经进入胃内的食物再反流回食管。

一切的改变都在于这块肌肉的改变。很多原因都会导致这块肌肉变得松弛，松弛后导致的后果就是不能更好地关闭胃与食管间的通道，总会留下一条缝隙，可以让胃内容物沿着这样的缝隙重新反流回食管。

如果这块肌肉松弛得特别厉害，缝隙越大，胃内容物涌入的就越多。很多患者甚至感到刚刚吞进去的食物一股脑又全部反了上来，甚至反到了口腔里，由于胃酸的缘故，使得口腔里有酸味或苦味。如此反复，还会导致口臭、口水增多，甚至连味觉也变得不那么灵敏了。

二、胃食管反流病的两种类型

医学界将由于食管下括约肌松弛引起的一系列异常现象称为胃食管反流病。根据内镜下观察到的食管黏膜有无糜烂或破损，胃食管反流病又分为非糜烂性反流病和糜烂性反流病，后者也被称为反流性食管炎。徐先生所患的疾病就属于后者。

反流和烧心是胃食管反流病最常见的两种症状。除此之外，胃食管反流还可以引起消化不良、上腹痛、早饱、腹胀、嗳气、呃逆、恶心和吞咽困难。

胃食管反流不仅伤害的是食管，当反流物来到咽喉部的时候，还可能伤害咽喉部和肺部。原来食管和气管是邻居，两者在咽喉部分道扬镳，一个成为消化道，一个成为呼吸道。当反流物来到咽喉部的时候，就不会管你是消化道还是呼吸道了，反流物会进入呼吸道，刺激支气管黏膜，引起炎症和痉挛的发生，从而诱发哮喘和慢性咳嗽。即便不进入呼吸道，反流物还会在咽喉部停留，刺激咽喉部引起咽喉炎。咽喉炎的症状包括咽痒、干咳、咽痛和咽部异物感。

尝到了甜头的反流物会一路向前，马不停蹄，当它们来到牙齿的时候，会侵蚀牙齿，引起龋齿；当反流物来到鼻腔的时候，会引起鼻窦炎；当反流物来到耳朵的时候，还会引起中耳炎。

很多人忽视胃食管反流病的危害，认为不就是反流吗，又不会对身体造成特别大的损伤。其实我在前面已经说过了，胃食管反流病会危害很多部位，引起诸多症状，如果不及时干预胃食管反流病，时间长了，还可能导致食管出血、食管狭窄、Barrett 食管和食管腺癌，如果出现这些并发症，那么后果就很严重了。

三、哪些原因会导致食管下括约肌松弛

能够导致食管下括约肌松弛的原因实在太多了，比如饮食因素、药物因素、内分泌激素和疾病因素。

在饮食因素里，最常见的能够导致食管下括约肌松弛的食物有 4 种，包括高脂肪食物、咖啡、酒精和茶。但要注意的是，如果只是偶然吃这些食物，其实问题是不大的。一般来说，只有长期吃、喜欢吃这些食物的人，才更易出现食管下括约肌松弛。所以，食物对于食管下括约肌的影响其实是一个长期的慢性的过程，这个过程和不健康的饮食习惯诱发糖尿病和高血压的过程一样。

在药物因素里，能够导致食管下括约肌松弛的药物主要包括镇静安眠类药物、茶碱类药物等。遇到胃食管反流病的患者，我都会详细询问他的用药史，以判断是否为药物所致。

内分泌激素对食管下括约肌的作用有两种。一种是增强它的收缩能力，像胃泌素、胃动素、铃蟾肽等都是这样的动力激素；另一种是减弱它的收缩能力，让它更松弛，包括胰泌素、胆囊收缩素、生长抑素和血管活性肠肽等。

还有很多人出现食管下括约肌松弛是因为罹患了其他疾病，比如食管裂孔疝和糖尿病。

四、胃排空障碍和食管动力减弱也会导致胃食管反流病

虽然食管下括约肌松弛是导致胃食管反流病的重要发病机制，但也有一些人的食管下括约肌并不松弛，却还是出现了胃食管反流病。

原来，胃食管反流病还有另一条发病机制，那就是胃内容物强行冲开关卡。很多疾病都可能导致胃排空障碍。可想而知，大量的食物滞留在胃内，胃就像一个充了气的气球一样，不断变大的同时压力也会不断增加，当胃内压力增加到一定程度的时候，胃内容物就会来到胃食管的边境线，依靠强大的压力直接冲开关卡。

当然，食管也不是好欺负的。食管拥有动力，能够清除反流物；食管黏膜表面拥有一层含有黏液蛋白的细胞外层，能够抵御胃酸的攻击。所以对于反流

物的攻击，食管还可以通过这些方式将它们赶出边境。

但问题是，很多时候食管的动力出现了异常。当食管不能蠕动或蠕动减慢的时候，缺少进攻的军队，又怎么能和反流物一战定乾坤呢？

当胃内反流物足够多，即便食管有防御屏障，也无法一直与胃酸抗衡，当胃内容物始终停留在食管的时候，这条防御屏障最终也会功亏一篑。

对抗胃食管反流病的三把利剑，哪一把更适合你

　　欧美国家胃食管反流病的发病率高达 10% ～ 20%，我国胃食管反流病的发病率为 5.77% ～ 7.28%。虽然发病率比欧美国家要低，但由于不健康的生活习惯导致近几年我国胃食管反流病的发生率开始呈现上升趋势。

　　老余是我的一个老患者，他被确诊为胃食管反流病已经有整整 10 年的时间了。但老余管不住嘴，他不仅喜欢酗酒，还喜欢喝浓茶，饮食习惯也是重盐重油。

　　我苦口婆心地劝过老余很多次：胃食管反流病的治疗一定要首先改变不健康的生活习惯，这是最基本的治疗措施，如果依然我行我素，有诸多坏习惯，那么胃食管反流病就会像糖尿病、高血压一样，总是缠着你，病情会反反复复。

　　但是老余不听，他说这也不能吃，那也不能吃，活着还有什么意思。让我吃惊的是，为了自己的口腹之欲，老余竟然一边胡吃海喝，一边用药物来控制病情，但他不知道，这样做根本没什么用，因为药物不是万能的。

　　一直到去年，老余烧心、反流的症状更加明显了，而且还出现了吞咽困难。当他再到医院检查的时候，我发现老余已经罹患了 Barrett 食管。Barrett 食管是 1950 年由英国医生 Norman Barrett 首次发现并以他的名字命名的疾病，它是胃食管反流病进展的结果。你可以这么理解，Barrett 食管起源于胃食管反流，但比胃食管反流病更严重，一旦罹患了 Barrett 食管，癌变的风险会进一步升高。

　　听我这么说，原来天不怕地不怕的老余终于害怕起来。他对我说："医生，要是真患食管癌了，那不是意味着生命走到尽头了吗！"

　　我告诉老余，Barrett 食管虽然有癌变的风险，但并非一定会发生癌变，他现在依然有机会控制疾病，但关键的问题是一定要听医生的话。

一、第一把利剑——改变生活方式

很多人认为，只要确诊了胃食管反流病，只要吃药就可以了，其他的不用管。

其实这是大错特错的。胃食管反流病最基础的治疗方式不是服药，而是改变不健康的生活方式，无论病变的程度是轻还是重，都要这么做。

改变生活方式的第一步是管住嘴。因为摄入高脂肪食物、茶、咖啡、酒精都会降低食管下括约肌的肌力，所以一定要远离它们。事实上，很多轻度的胃食管反流病患者只要管住嘴，症状就能得到缓解，完全可以不用吃药。

改变生活方式的第二步是戒烟。因为长期吸烟会降低唾液腺的功能，让食管清除酸的时间延长，所以也会加重胃食管反流症状。

改变生活方式的第三步是不要再吃夜宵。特别是睡前 3 个小时以内一定不要再进食了。因为吃饱了直接躺到床上休息，不仅影响胃的排空，还会导致胃内容物更易发生反流。

改变生活方式的第四步是减肥。越胖的人越容易出现胃食管反流病，这是因为肥胖导致腹内压增加，但食管下括约肌的肌力反而会降低。

改变生活方式的第五步是抬高床头。因为这样做可以在睡觉的时候利用重力作用，增强食管清酸的能力。

二、第二把利剑——药物治疗

通过改变生活方式，如果患者胃食管反流病的症状能明显缓解，就无须用药治疗。但如果患者已经改变生活方式，胃食管反流病的症状还是不能缓解，这个时候就要用药治疗了。药物治疗的目的主要是减少反流，缓解症状，降低反流物对食管的损伤。

能用来治疗胃食管反流病的药物有很多，主要包括 3 大类：抑酸药物、抗酸药物和促动力药物。

抑酸药物是治疗效果最好的药物，它的机制是抑制胃酸分泌。反流物中胃酸的含量减少了，对食管的伤害自然也就少了。抑酸药物又包括 H_2 受体阻断剂和质子泵抑制剂。前者包括西咪替丁、雷尼替丁和法莫替丁；后者包括奥美拉唑、泮托拉唑、兰索拉唑、雷贝拉唑和艾斯奥美拉唑。

抗酸药物发挥的不是抑制胃酸的作用，而是中和胃酸的作用。常用的抗酸药物包括碳酸氢钠、碳酸钙、氧化镁、氢氧化铝和三硅酸镁。抗酸药物属于弱碱性化合物，它利用的原理就是酸碱中和。由于它只能中和胃酸，并不能从根本上抑制胃酸，所以疗效比不上抑酸药物，而且长期服用容易引起便秘和腹泻。

促动力药物，顾名思义就是增加胃的动力。由于胃食管反流病的发生与胃排空障碍有关，所以对于存在胃排空障碍的患者来说，使用促动力药物有助于缓解症状。

要注意的是，3类药物的使用不能本末倒置。要记住抑酸药物是大哥，它是最重要的；抗酸药物和促动力药物都是小弟，它们只能作为辅助用药。

三、第三把利剑——手术治疗

很多人第一把利剑和第二把利剑都用了，但是胃食管反流病的症状还是没办法控制好，患者病情反反复复，甚至合并了食管狭窄，需要反复扩张。这个时候，外科手术是新的选择。但我们要牢记，手术是一把双刃剑，手术存在创伤，所以只有严重的胃食管反流病患者，且在内科治疗无效的情况下，才可以考虑手术。

针对治疗胃食管反流病的手术叫作抗反流手术。它通过把胃底进行折叠，改变原有的结构，从而阻止胃内容物的反流。抗反流手术虽然有一定效果，但是术后依然存在复发的风险，而且手术存在并发症，虽然术后患者反流和烧心的症状减轻了，吞咽困难的症状却有可能加重。这是因为该手术最常见的并发症就是吞咽困难。

抗反流手术属于外科手术。当然，消化内科医生也可以借用内镜技术治疗胃食管反流病，比如内镜下贲门缝合、内镜下射频消融治疗和内镜下注射治疗等。存在食管狭窄的人群还可以进行内镜下气囊或探条扩张器扩张治疗。不过内镜下治疗目前的发展还不成熟，治疗后产生的长期效果可能不太好，所以一般医院都不会开展此类技术。如果患者有这方面的需求，可以到更顶尖的医院咨询一下。

{ 干吞药片是正确的服药方式吗

　　服药 2 个小时后，突然出现吞咽困难和吞咽疼痛，53 岁的徐大叔不得不来到医院寻求消化内科医生的帮助。在诊室里，看到徐大叔满脸痛苦的样子，我知道情况有些糟糕。

　　临床工作中，我们碰到吞咽困难和吞咽疼痛的患者常常是由于患有食管癌和反流性食管炎。徐大叔出现这些症状，却与服药有关。

　　说到这，很多人会问："医生，药不是用来治病的吗，为什么服药后还跑进了医院？是因为药物的不良反应太大吗？还是误服了什么药物？"

　　其实真正的问题出在徐大叔的服药方式上。53 岁的他，平时服药竟然不喝水，每次都是干吞药片。前不久，由于检查出来自己患有骨关节炎，在医生的建议下，徐大叔开始口服塞来昔布，今天是服药的第五天。没承想，服药后他就来到了医院。

　　经过胃镜检查，正如我所推测的那样，徐大叔的问题出现在食管，他所罹患的其实是药物性食管炎。我告诉徐大叔，任何药物都是一把双刃剑，是药三分毒，它能治病，也能致病。乱服药、擅自增加药物的服用剂量、采取不正确的服药方式，均可能导致身体的损伤。

　　说到这，很多人会问："医生，你言重了吧？我们都和徐大叔一样，经常有干吞药片的情况，还有一些时候虽然喝了水，但药片依然停留在咽喉里，没办法只能干吞下去了。"

　　但是干吞药片，风险真的很大。

一、食管的 3 个狭窄

　　你可以把食管想象成一条高速公路，药物和食物就像高速行驶的汽车，可以快速通过食管。但是食管也有 3 个狭窄。第一个狭窄位于食管的起始端；第二个狭窄在食管入口以下 7cm 处，位于左支气管跨越食管的部位；第三个狭窄是食管通过膈肌的裂孔处。越是狭窄的部位越容易停留异物。正常情况下，药物通过食管的时间可能只有几秒钟。但是如果不喝水，干吞药片，药物则很可能黏附在食管壁上，黏附在食管狭窄的部位就更有可能了。

由于食管特殊的 3 个狭窄，理论上任何服药的人都有可能发生食管黏膜损伤，其中老年患者往往更易发生。因为很多老年人都有食管疾病，比如食管憩室、食管狭窄、贲门失弛缓症、食管癌、食管裂孔疝等；随着年龄的增长，老年人食管蠕动功能可能会差一点；同时老年人更易发生心脏疾病，当左心室肥大的时候更易引起食管受压。这些都导致了老年患者如果干吞药片，药物停留在食管里的可能性会更大。

二、药物是一把双刃剑

1970 年，药物性食管损伤被首次发现。之后，医学界发现很多药物都会导致药物性食管炎的发生，比如某些口服的抗生素、氯化钾、铁剂和非甾体抗炎药。像徐大叔所服的塞来昔布，其实就属于非甾体抗炎药的一种。作为消化内科医生，我曾查阅过资料，发现有高达 70 种以上的药物会引起食管损伤。

药物对于食管的损伤，一方面是由于很多药物具有高酸性，溶解后具有很强的刺激性，这些药物可以直接损伤食管黏膜；还有些药物具有细胞毒性，服用后会间接损伤食管黏膜。

一旦食管黏膜受损，则会出现吞咽困难、吞咽疼痛、胸骨后疼痛、烧心等表现。有的患者服药几天后这些症状就消失了，也有的患者服药几周后还能感到明显的不适。

总的来说，判断药物性食管炎主要是根据患者是否有不正确的服药方式。患者服药后几个小时内即可出现明显的症状，通过胃镜检查可以发现食管局部黏膜存在糜烂、溃疡，损伤区域往往被正常黏膜所环绕，有时还能发现损伤部位有药物残留。

三、正确的服药方式

养成良好的服药方式很重要，特别是对于那些看起来很大的胶囊和片剂，在服用的过程中，我们更要小心谨慎。服药时一定要饮水，我常常建议患者在服药的时候要喝至少三口水。吃药前喝一口水润一下喉，很多老人家由于唾液分泌减少导致口干，服药的时候药物更易停留在口腔里，如果强行干吞，药物也容易黏附在食管壁上，而服药前喝水可以缓解口干；药物放进嘴里时再喝一口水，这可以轻松地让药物通过咽喉，进入食管；吃完药后可以再喝一口水，这样就能确保药物不黏附在食管壁上，也会更加安全。

当然，服药的姿势同样重要。服药的时候最好取坐位或站立位，在这些体位时食管是竖直的，利用重力作用药物更容易通过这个细长的管道。反之，如果你服药的时候喜欢躺着，那么药物通过食管的速度会明显减慢。服药之后也建议你不要立刻躺下，以避免胃内容物的反流。

很多老年人由于自身基础疾病较多，往往要服用很多种药物。大多数人是把所有要吃的药物倒在手心里，一把吞下去，这样做也容易导致药物黏附在食管壁上。所以，我们建议患者服药时把不同的药物错开服用。

最后要提醒大家的是，对于胶囊和片剂，最好不要随意破坏它们的结构。有些患者喜欢把胶囊掰开，把片剂碾碎，然后再吃下去。其实，有些胶囊和片剂属于肠溶胶囊和片剂，它们只有进入小肠才能溶解并发挥最大的功效。破坏它们的结构不仅会降低它们的药效，还容易导致服药时危险的发生，因为没有了胶囊和糖衣的保护，药物成分会直接作用于食管，并且更易损伤食管。

⅔ 超级大胃王真的有特异功能吗

互联网时代的到来，让分享变得更加轻而易举。人们可以在互联网上直播跳舞，同样也可以在互联网上直播唱歌。现在，很多人将吃饭也放在网络上直播，久而久之甚至形成了一种独特的文化——吃播文化。

但是，吃播文化在很多人眼里是一种畸形文化。因为，做吃播的很多人不仅吃相难看，而且吃的东西都是不健康的食物。他们会使用各种充满噱头的标题，以此来吸引大家的关注，比如一次吃多少个包子，吃多少个鸡翅，吃多少个汉堡。

人们喜欢观看大胃王的吃播节目，这其实是一种猎奇心理。22岁的小刚说自己吃得并不多，但喜欢看别人吃，觉得大胃王的巨大食量很神奇，认为他们一定是有什么"特异功能"。

也有人觉得看别人吃饭可以释放压力。30岁的刘先生说自己平时的工作压力特别大，一次偶然的机会，他发现看大胃王吃东西特别减压。

当然，还有一部分人是觉得自己的胃口没那么好，看大胃王吃东西似乎更能激发自己的食欲。

但无论是哪种心理，人们在围观大胃王吃饭的时候，在不断感叹的时候，也会发出质疑的声音：这样玩命吃，对身体真的好吗？

一、大胃王是不是从小胃就特别大

在很多人看来，大胃王应该是有遗传倾向的，这部分人应该从小胃就特别大。其实并非如此，人在不同的时期，胃的容量也是有所不同的。

刚出生的新生儿，胃的容量只有一颗葡萄大小，也就是 5 ~ 7mL。新手妈妈常常担心宝宝吸吮乳头一两下就不吸了，会不会没吃饱啊，还是自己的奶水不够呢？事实上，这是因为宝宝刚出生时胃的容量特别小，所以吸几口奶就能满足。

随着时间的推移，妈妈也会如释重负，因为宝宝的胃口变得越来越好了。

宝宝的胃容量扩展速度非常快，到出生后的第三天，他们的胃容量已经能够达到 22 ～ 27mL 了，这相当于一颗核桃的大小；出生一周后，其胃的容量可以达到 45 ～ 60mL，这相当于一个鸡蛋的大小；到了一个月后，其胃的容量可以达到 90 ～ 150mL，这相当于一个橘子的大小。所以，满月的宝宝几乎每次都能吃下 90 ～ 150mL 的奶，在妈妈看来这是宝宝的食欲变好了，其实是因为其胃容量在不断增加。

随着年龄的增长，宝宝胃的容量还在不断增加。1 岁的时候，其胃容量可以达到 250 ～ 300mL；5 岁的时候，其胃容量可以达到 700 ～ 850mL。成年以后，人的胃容量则可以达到 2000mL。

由此可见，任何一个人的胃容量变化其实都是由小到大的过程，不存在一出生就是大胃王的情况。之所以在漫长的时间里，有些人逐渐变成了大胃王，那都是因为胃被撑大了。

二、胃是如何被撑大的

"海纳百川，有容乃大"，这句话用来形容胃一点都不为过。空腹时，胃的容量并不大，为 50mL 左右，差不多相当于一个鸡蛋的大小，此时它让自己处于压缩状态。但是，当胃一旦接收到进食指令的时候，就会发生容纳性舒张，通过这种"海纳百川"的操作，胃的容量可以迅速达到 1000mL。但此时胃内的压力并不增加，所以即便短时间内吃进去很多东西，大胃王似乎也没有什么不适感，这不是因为他们有"特异功能"，而是因为胃的舒张作用。

有人把胃称为肌肉性器官，因为肌肉的存在，使得胃具有良好的弹性和舒张功能。吃饭的时候，也是胃秀肌肉的时候，由于肌肉的存在，可以让胃的体积迅速增加很多倍。

对于大胃王而言，长时间的暴饮暴食已经让胃变得麻木了，面对大量涌来的食物，胃即便不堪重负，也会选择接受。

所以，大胃王不是有什么"特异功能"，而是由于长时间的自残，撑大了自己的胃而已。

三、大胃王未必健康

对于大胃王，很多人认为他们的胃口这么好，身体一定很健康。事实上，大胃王真的未必健康，长期的暴饮暴食很容易让胃不堪重负，随着时间的推移，很容易诱发多种胃病。

如果我们在网络上搜索大胃王，就会发现有大胃王罹患消化性溃疡，甚至胃癌的报道；也有一些大胃王虽然胃没出现问题，他的胰腺、胆囊、大肠等器官却出现了异常；还有一些大胃王因为吃得特别多，而饱受肥胖的困扰，体重甚至高达150kg或200kg，如此大量的脂肪堆积很容易增加心脏和肺部的负荷，导致他们稍微动一动就会气喘吁吁。

由此可见，总是吃得特别多其实并不是一件好事，即便短期内身体不会出现问题，但是时间长了，总是这么暴饮暴食，疾病早晚会找上门。

四、瘦子大胃王

说到这，很多人会问："医生，并不是所有的大胃王都是胖子啊，有些大胃王看起来很瘦啊，这又是怎么回事呢？"

前面说过，胃具有特殊的容纳性舒张功能，这种功能让你短时间内可以吃进去很多东西，同时又不会感到腹胀，也不会引起呕吐，不仅胖子可以这么做，瘦子当然也可以这么做。

有些大胃王吃得很多，看起来却很瘦，这可能是因为其本身就罹患了某种疾病，比如甲亢和糖尿病的患者就会出现食欲亢进，但体重反而减轻的现象。

也有一些瘦子大胃王，其身体本身没什么异常，他们在网络上直播纯粹就是为了赚钱。央视曾经就有关"大胃王吃播"这个话题进行过解密，大胃王们在镜头前大快朵颐，看起来是在享受美食，其实是为了获取流量和打赏。

这种吃播文化最先流行于日本和韩国，近些年由于自媒体平台的兴起，吃播开始在国内流行，因为有很多人愿意看，所以这种类型的视频特别受欢迎，点击量大了，创作者就可以获得更多的收入。另外，直播带来的打赏高收入，也吸引了越来越多的大胃王加入。

　　但其实有些人根本吃不了那么多，纯粹是为了节目效果。在央视的解密中，我们可以看到有些大胃王一边吃一边吐，由于视频拍摄的角度和后期的剪辑，使得围观者往往很难发现这种虚假操作，他们会认为大胃王真的是吃进去了那么多东西，实则未必。

₹ 爱吃辣的人是不是更容易患胃病

作为一个地地道道的湖南人，23 岁的小芳最爱吃辣。小芳在北京一所大学读书，寝室里一共住着 4 个女生，大家来自天南海北，在吃辣方面，就属小芳最强，于是小芳在寝室里有了一个外号，叫"辣妹子"。

小芳早上吃面条的时候要放很多辣椒，她嫌食堂的饭菜不够辣，于是专门跑到外面找湘菜馆吃，还让老板给她多放点辣椒。

周末的时候，寝室的人经常全体出动，要去外面聚餐。每一次小芳都会说去吃湘菜吧，或者去吃重庆火锅吧。

当然，室友们也会满足小芳的需求，大家围在电磁炉周围吃重庆火锅，满满的一盆，除了浮在上面的一层辣椒油外，勺子一捞，还会捞出满勺的辣椒和花椒。室友们一个个被辣得满头大汗，嘴都变成了香肠，小芳却面不改色地说："真爽！"

有句古话说得好，"四川人不怕辣，湖南人辣不怕"。这两个省的人吃饭，要是饭菜里没有辣椒，那真的不叫饭菜。

我第一次见到小芳的时候，她刚从北京回来，用手捂着肚子，喊着胃痛。

她说："医生，我的胃一直不太好，经常会痛，但我管不住嘴，特别爱吃辣。"小芳把自己的胃痛归结于辣椒吃得太多。通过她的描述，我判断她可能得了十二指肠球部溃疡，这种病容易引起饥饿痛和夜间痛，而且秋冬季节是消化性溃疡高发的季节。我建议她先做检查。

胃镜检查证实了我的推断，小芳的确罹患了十二指肠球部溃疡。看到检查报告单，小芳的妈妈数落起了她："一天到晚爱吃麻辣，告诉你了，吃这么多辣椒对胃不好，你还是不听。"

妈妈的数落让小芳耷拉下脑袋。但是问题来了，爱吃辣真的会导致胃病吗？

也有很多人不服气，说他们也爱吃辣，但胃一直没毛病，而且不是有很多证据都证明了，辣椒还能预防癌症吗？

一、辣椒里面有什么

辣椒起源于中南美洲的墨西哥、秘鲁等国，是一种古老的栽培作物，在明代传入我国。我国最早有关辣椒的记载出自 1591 年由明代高濂撰写的《遵生八笺》，书中写道："番椒，丛生，白花，子俨似秃笔头，味辣，色红，甚可观。"到了清代乾隆年间，辣椒已经走红，越来越多的人开始种植和食用辣椒。

目前，全世界超过 2/3 的国家种植和食用辣椒，全球的辣椒和辣椒制品达 1000 余种。我国同样是辣椒生产大国，四川、湖南、重庆、湖北、陕西等地的居民更爱吃辣。除了辣味之外，辣椒里面还有什么呢？

辣椒富含辣椒红素、维生素 C、胡萝卜素、苹果酸、柠檬酸、纤维素、铁和钙等营养物质。特别是维生素 C 的含量，每 100g 辣椒含有维生素 C 的含量高达 170mg。在同类的新鲜蔬菜里，很多人认为西红柿是"维生素 C 之王"，但是数据证明，每 100g 西红柿里维生素 C 的含量是 30mg。也就是说，相同重量的辣椒维生素 C 的含量是西红柿的 5 倍还多。所以，辣椒才是当之无愧的"维生素 C 之王"。

辣椒有红辣椒、黄辣椒，还有青辣椒。但是人们最爱的还是红辣椒，其火红的颜色不仅是一种充满激情的颜色，而且能刺激人的食欲，让人欲罢不能。

二、为什么有的人越辣越爱

从营养素含量的角度出发，辣椒里富含的多种物质对健康都是有益的。但是，爱辣椒的人对其爱得死去活来，讨厌辣椒的人也会厌恶其到极点。在他们看来，辣椒太辣了，吃辣椒其实就是在找虐。

我们的舌头拥有丰富的味觉感受器，这些感受器可以帮助我们识别酸、甜、苦、咸、鲜。但是，这 5 种味觉里并不包括辣。

既然辣不靠味觉感受，那它又靠什么感受呢？原来，辣椒里的辣椒素会激活痛觉感受器，从而引起灼痛感，所以辣传递的其实是痛觉。

我们的消化道里有很多痛觉感受器，如果进食太多辣椒，就会感到胃肠有一种烧灼感和疼痛感，这就是辣所传递的感觉。

但问题来了，被辣的感觉那么痛苦，为什么有些人还是非常爱吃辣呢？原来，辣椒虽然会产生灼痛感，但是当痛觉感受器被激活的时候，大脑也会释放一种叫作内啡肽的物质，它是一类内源性的具有类似吗啡作用的肽类物质，内啡肽能与吗啡受体结合，产生与吗啡一样的止痛效果和欣快感。所以，爱吃辣的人其实是痛并快乐着的，这也是为什么他们会欲罢不能的原因。

三、不同的人对辣椒的敏感程度不同

对于相同一个辣椒，有的人觉得一点都不辣，有的人觉得特别辣。在进食辣椒后，不同的人获得的感受也不同。有些人稍微吃一点辣椒就会觉得特别痛苦；也有一些人，吃辣椒会让他们产生特殊的欣快感，也就是吃起来又辣又爽。

研究发现，体内携带嗜辣基因的人会更爱吃辣，他们对辣椒的耐受度也更好。对于体内没有这种基因的人来说，稍微有点辣，都会让他们感到特别痛苦。

当然，出生的环境不同，也决定了你对辣椒的喜欢程度和适应能力。如果你所在的家庭特别爱吃辣椒，你从小开始就接触这种特殊的饮食习惯，那么长大后，你习惯了辣椒，对辣椒则会更加痴迷；如果你的家庭根本不吃辣，长大后即便你经常接触辣椒，可能还是吃不惯含有辣椒的饭菜。

四、辣椒素是一把双刃剑

人们对于辣椒的争议，其实最终都归结于辣椒素。有人认为，辣椒素是对人体有益的物质。辣椒素可以用来镇痛，对于带状疱疹遗留的神经痛、糖尿病性周围神经痛和三叉神经痛，辣椒素都有很好的止痛效果；辣椒素还可以用来治疗神经源性的膀胱过激和痛觉过敏。

除了止痛之外，研究发现辣椒素还具有抗炎、保护心脑血管、预防癌症的作用。2015 年 8 月，发表于《英国医学杂志》的一项涉及中国多个地区近 50 万人的前瞻性队列研究发现，每周吃 6 天及以上辣的人，比每周吃不到 1 天辣的人，死亡率低了 14%。还有研究发现，辣椒素能减轻体重和降低血糖，从而改善胰岛素抵抗。

至于不好的一方面，很多人认为爱吃辣更容易伤胃，这是因为辣椒素会刺激胃酸分泌，破坏胃黏膜的防御屏障，从而导致胃病发生的风险增加。

相关研究曾做过辣椒摄入与胃癌发病风险关系的 Meta 分析。这次分析共纳入 18 个研究，共计 13142 例受试者。结果显示，亚洲人中至大量食用辣椒与胃癌的发生显著相关，但少量食用辣椒则与胃癌的发生不相关。

这样的结论显然更让人信服。其实，任何食物都不宜过度食用，辣椒也是一样。适当进食辣椒并不会伤胃，但如果是过量进食，辣椒素的确更易损伤胃黏膜，从而诱发消化性溃疡，甚至是胃癌。

从兰州拉面到贵州老干妈，从柳州螺蛳粉到重庆火锅，从歌山辣子鸡到湖南辣椒炒肉，在这些美食里，辣椒无疑是灵魂调味品。对于很多人来说，辣椒早已融入生活，它和五谷杂粮一样，不能缺少。

爱吃辣，这没什么问题，关键是适量。如何判断是否适量，那就是在你进食辣椒后是不是出现了明显的腹部不适、呕吐、腹泻和肛门坠胀，如果有，那就提示过量了，同时也提醒你下一次吃辣最好吃得少一点、慢一点。另外，吃辣的时候最好不要用重油重盐搭配，这样做对健康的危害更大。

吃饭时，你细嚼慢咽了吗

25 岁的小邓走进诊室，他用手捂着肚子，眉头紧锁，痛苦地说："医生，我最近一段时间总是感觉上腹痛，还有饱胀感，不会是得了胃病吧？"

我问小邓："你吃饭了吗？"小邓摇摇头，说："我想来检查一下，所以没有吃饭。"

我判断小邓很有可能罹患了消化性溃疡，刚好他没有进食，我建议他做一下胃镜检查。通过检查，证实了我的推测，这个 25 岁的年轻人的确罹患了十二指肠球部溃疡。

小邓说自己平时的饮食习惯很规律，一日三餐都按时吃，而且自己也不喜欢吃辛辣刺激性的食物，至于酒，就更是不沾了。

我又问他最近一段时间压力大吗？因为压力大，也容易诱发消化性溃疡。

小邓摇了摇头，不过他也向我反映了一个情况，他吃饭的时候不喜欢细嚼慢咽，经常是狼吞虎咽，每次吃饭时，他的妈妈都说他像饿狼一样，虽然知道这样不好，但养成习惯了，改也改不掉。我告诉小邓，吃饭时一定要细嚼慢咽，狼吞虎咽真的不是一个好习惯，总是狼吞虎咽，很容易诱发胃病，如果得了胃病，依然不改掉这个坏习惯，那么胃病不仅好不了，还会进一步加重。

一、牙齿不能偷懒

面对美味食物的诱惑，很多人常常无法控制，他们喜欢大快朵颐的快感，往往是狼吞虎咽吃完了餐桌上所有的食物。

这样不经过细嚼慢咽的进食方式，不仅无法感受美食的酸甜苦辣，也容易诱发多种肠胃病。所以，当食物进入口腔的时候，我们一定要不停叮嘱自己多咀嚼。

在咀嚼过程中，我们的牙齿和唾液腺发挥着至关重要的作用。牙齿负责将食物嚼碎，唾液腺负责分泌唾液。唾液的作用主要是湿润、混合和溶解食物。

唾液中还富含唾液淀粉酶，唾液淀粉酶能够帮助消化碳水化合物。

举个简单的例子，我们在咀嚼面包或馒头的时候，如果咀嚼时间长了，会发现甜味越来越明显，这是因为食物中的淀粉与唾液淀粉酶发生了作用，导致淀粉被分解成了有甜味的麦芽糖。

在咀嚼过程中，牙齿一定不能偷懒。你要这么想，食物在嘴巴里咀嚼的时间久一点，进入消化道之后，就会让消化道的负担少一点。

食物通过咽喉，第一站进入的是食管。狼吞虎咽的人，由于食物没经过充分咀嚼，甚至是以本身形状通过食管，一旦食物边缘过于粗糙锋利，就容易损伤食管。大块食物还可能卡在食管里，那种被噎住的感觉，就像喉咙被人掐住了一样，特别难受。

通过食管，食物进入胃内。如果进入胃内的食物块头太大、质地太硬，就很容易加重胃的负担，甚至延长胃的排空时间。但是如果我们进行了充分咀嚼，就可以让大的食物变小一点，让硬的食物变软一点，这样无形中就减轻了胃的负担。

细嚼慢咽不仅有利于胃的健康，还能减轻肠道的负担。相反，总是狼吞虎咽，导致大量的食物无法在胃内被彻底消化，食物进入小肠之后，小肠也无能为力，因为小肠的主要作用是营养吸收，它无法像胃那样研磨食物。想想看，连胃都研磨不了的食物，小肠拿它又有什么办法呢？也许你会说，离开小肠吧，进入大肠直接变成粪便排出来不就行了。

大肠是细菌的天堂，这里不仅存在着有益菌，还存在着有害菌。如果未被消化的肉进入大肠，对于有害菌来说，这简直是天上掉下来的馅饼，借助肥肉，有害菌会繁殖得更多。如果你偶尔这么做问题不大，但总是这样做，时间长了就容易引起肠道菌群失调，肠道菌群失调以后，很容易诱发多种肠道疾病。

二、细嚼慢咽的好处

细嚼慢咽还能让你与食物的接触更加亲密。咀嚼带来的美味感是狼吞虎咽时无法感知到的，就像馒头咀嚼久了会有甜味。

更糟糕的是，狼吞虎咽还会带来持久的腹胀和疲劳感。但是细嚼慢咽则恰恰相反，细嚼慢咽的人不仅能体会到食物的美味，而且会获得一种特有的满足感，即便不把胃填得很满，他们也能获得满足感。

所以，相对于狼吞虎咽，细嚼慢咽的人摄入的热量会减少，由于没有食物引起的饱胀感，身体里的血液就不会总是停留在胃肠道，所以有足够的时间回到大脑，从而能促进大脑的血液循环，提高机体"司令部"的办事效率。

狼吞虎咽者更容易饿，这不是因为他们对食物消化得更快，而是因为他们吃饭的时间太短，以致常常无法感受到食物的味道。狼吞虎咽还会刺激血液中食欲刺激素的分泌，让你更容易出现饥饿感，但是细嚼慢咽则恰恰相反，咀嚼越充分，血液中抑制食欲的激素分泌得就越多，这些抑制激素能够让你不容易感到饥饿。

狼吞虎咽的人越吃越饿，越饿越吃，时间长了，体重更难控制。所以，如果你留意观察别人的进食方式，会发现胖的人往往吃饭时间更短。

三、快节奏生活让咀嚼也变得快起来

我们身处的这个世界，每天都在瞬息万变，社会在快速发展，用日新月异来形容一点都不夸张。所以，要想在现实生活中打拼出来，就必须在有限的时间内掌握比别人更多的知识，就要比别人更能有效地处理好事情，如此必然导致你的生活节奏变快，时间久了，也就养成了快节奏的生活方式。身处这样的环境，很难能够慢下来。

作为消化内科医生，我曾经接诊过很多年轻的胃病患者，当我建议他们吃饭慢一点的时候，他们觉得很难，他们认为时间就是金钱，和高效率的工作相比，细嚼慢咽实在太耗时了。很多人为了工作，一日三餐都在快速应付，生怕吃饭的时间太长会耽误工作。

经常这样做，自然会养成一吃饭就狼吞虎咽的坏习惯。

然而，从长远来看，这样做得不偿失，毕竟身体是革命的本钱，如果从年轻的时候就不注意保持好的饮食习惯，那么随着时间的推移，就很容易被疾病找上。

严重的疾病不仅会让你的身体垮下去，还会影响你的事业。所以，一定不能为了眼前那点利益而去牺牲健康，这样做得不偿失。

⁊ 喝酒对胃的伤害有多大

一天不喝酒，你就感觉浑身无力！朋友聚会，大家都喝酒，就你一个人不喝，大家都会认为你特装，不给面子！很多人都为喝酒找着借口，但是你知道吗，喝酒对胃的伤害可不小。

32岁的程先生就因为和朋友喝酒，结果出现吐血住进了医院。我在查房的时候看到程先生，问他昨晚喝了多少酒？他想了一会，告诉我4个人加在一起喝了3斤白酒。

越喝酒瘾越大，胆子也越大，根本没想到自己的身体受得了受不了。程先生说："喝到最后，我已经无法控制自己的疯狂举动了。"顿了顿，他又说："早知道后果这么严重，我当时就不会那样玩命喝了。"

通过胃镜检查，我们发现导致程先生吐血的原因是急性糜烂出血性胃炎，而诱发这种疾病的幕后真凶，就是酗酒。我告诉程先生："如果你知道喝酒对胃的伤害有多大，你以后就不敢再这么喝了。"

一、酒精对胃的伤害有多大

即便没有胃病，一次大量饮酒就有可能导致胃受伤。这并非危言耸听，因为乙醇具有亲脂性和溶脂性，酗酒后容易出现上皮细胞损伤，从而导致胃黏膜糜烂和出血。

作为消化内科医生，我们诊断急性糜烂出血性胃炎时，首先是根据患者的饮酒史，其次则是依赖于胃镜检查。喝酒导致的急性糜烂出血性胃炎，往往在患者胃窦部可以看到多发性糜烂、浅表溃疡和出血病灶。

一旦发生急性糜烂出血性胃炎，轻者会有上腹痛、腹胀、恶心呕吐的症状，重者则会出现吐血、黑便，更严重的患者还会出现失血性休克。

也有人会说："医生，你有些危言耸听了吧，我喝酒可不是一天两天了，照你这样说，我的胃岂不是废了？"

不同的人酗酒后的表现不同，有的人表现为急性胃黏膜损伤，有的人则表现为慢性胃黏膜损伤。很早之前一些科学家就发现，长期摄入的大量酒精可直接作用于胃黏膜引起慢性胃炎，酒精能刺激胃酸分泌，高浓度的酒精还会延迟胃的排空。所以，长期饮酒的人更易出现胃功能障碍，发生慢性胃炎甚至胃癌的风险都会大大升高。有些人虽然有胃病，但是未必会有明显的症状，于是错认为自己的胃很好，依然把酒言欢，随着时间的推移，等到出现明显症状时再去检查，往往已经发展为很严重的胃病了。

二、喝酒前吃胃药可以预防胃黏膜损伤吗

通过积极治疗，程先生的病情明显好转。出院那天，他问我们："医生，下次喝酒前吃点胃药总行了吧！"

真是不长记性，好了伤疤忘了疼。喝酒对胃的伤害这么大，居然还想着下次。

很多人都有程先生这样的想法。喝酒不是伤胃吗，那干脆在喝酒前吃点胃药不就行了！所谓的胃药，无外乎是抑制胃酸分泌的药物和胃黏膜保护剂。前者主要包括 H_2 受体拮抗剂和质子泵抑制剂，如雷尼替丁、法莫替丁和奥美拉唑、泮托拉唑；后者主要包括氢氧化铝和铝碳酸镁。

但是你太小看酒精对胃黏膜的破坏力了，无论你是喝酒前还是喝酒后服用这些胃药，都依然避免不了酒精对胃黏膜的损伤。而且目前也没有证据表明，喝酒前服用这些药物能降低胃病发生的风险。

如果你是长期饮酒，每次饮酒前都吃这些药物，还会造成药物的滥用，因为无论什么药物都是一把双刃剑，长期使用产生的不良反应均远远大于你的受益。

所以，无论哪一种胃药都无法帮助你解酒。很多人认为，吃完胃药后自己的酒量会增加一些，这其实是大错特错的。

三、世界上有解酒药吗

喝酒的人都想拥有解酒药，这样自己就可以千杯不醉，更能驰骋酒场了。但是，这个世界上真的存在解酒药吗？去药店时，总有销售员给我们推荐一些

解酒药，有的价格很便宜，有的则很昂贵，那么这些药物真能解酒吗？

其实与其说它们是药物，倒不如说是保健品。无论里面添加了什么中药材，还是类似氨基酸、维生素这样的营养素，它们都不能解酒。

更多的时候，它们只是一种安慰剂，花钱买安慰罢了。有些保健品可能会缓解疼痛，但并不能解酒。很多商家宣扬自己的产品不仅可以解酒，还能保护胃和肝脏，其实这些都是无稽之谈。研究发现，乙醇在身体里分解代谢，主要依靠两个重要的酶，一个是乙醇脱氢酶，一个是乙醛脱氢酶。乙醇脱氢酶能够促进乙醇转化成乙醛，乙醛脱氢酶则是促进乙醛转化成乙酸，乙酸进一步分解就会产生二氧化碳和水。很多人之所以喝酒会脸红，往往是因为身体里缺少乙醛脱氢酶，导致乙醛在体内大量累积，乙醛本身具有扩张血管的作用。由于没有药物能够提供解酒必需的两种酶，所以解酒药也就不存在了。

四、如何预防酒精对胃的伤害

目前为止，没有哪种药物能完全避免酒精对胃的伤害，所以最好的预防方法就是不喝酒。

喝酒后喝茶和喝咖啡都不能解酒，反而会兴奋你的交感神经系统，让你更加兴奋。对于高血压和冠心病的患者来说，酒后喝茶或喝咖啡有可能会加重病情，诱发心脑血管意外。另外，喝酒后喝茶、喝咖啡还会刺激胃酸分泌，进一步加重酒精对胃黏膜的损伤。

喝酒后大量饮水，有助于酒精的排泄，有可能会减轻酒精对胃黏膜的损伤，但也不能完全避免这种损伤。

喝酒后抠喉咙催吐，也是很多酗酒者尝试过的解酒方法。他们把手指伸进口腔，刺激咽后壁，从而催吐，以为这样就能把喝进去的酒吐出来，以减少对胃的伤害，殊不知这样做更加危险，因为强行催吐会让胃及十二指肠中的内容物逆流，一旦造成胰管堵塞，很容易诱发急性胰腺炎，如果内容物反流到食管，还会引起典型的胃食管反流病。有些喝酒者催吐后呕吐剧烈，还会导致更加严重的食管贲门黏膜撕裂伤，引起更严重的吐血。

⁊ 吸烟是怎么伤胃的

56岁的陈大爷找到我说："医生，有人在病房里抽烟，把整个病房搞得乌烟瘴气，我们都受影响了。"他投诉自己隔壁床位的患者在病房里吸烟。

我赶到病房的时候，小陈刚从卫生间里走出来，病房里弥漫着香烟的气味。此时本就是寒冷的冬天，窗户都是紧闭着的，烟雾散不出去，气味让人窒息。

看到小陈后，我提醒他："我们这里是无烟病房，是禁止吸烟的。"

病房里的其他患者受不了烟味，都走出去了。小陈觉得挺不好意思的，说："医生，我是躲在卫生间里抽的。哎！几天没抽了，烟瘾犯了。"

我说："那也不行，卫生间是大家共用的，你在里面吸烟，烟雾同样会影响到病房的其他患者，况且你还有胃溃疡，更应该戒烟。"

小陈是在3天前住进病房的，那天已经是凌晨时分了，他在家里出现吐血，被救护车接到了医院，入院之后因为重度贫血还接受了输血治疗。如今，小陈的病情已经稳定了下来。胃镜检查提示他罹患了胃多发溃疡，这是导致胃出血的罪魁祸首。

虽然胃溃疡是导致胃出血的元凶，但是引起胃溃疡的因素同样有很多，吸烟就是其中的一种。我告诉小陈，吸烟是目前公认的胃溃疡的危险因素，吸烟者发生溃疡的概率是不吸烟者的2倍。如果得了胃溃疡依然不戒烟，还会影响到胃溃疡的愈合，导致治疗周期变长。在我的耐心讲解下，小陈终于意识到吸烟对健康的危害，承认了自己的错误。其他的患者见状也来劝小陈："小伙子，来日方长，身体才是革命的本钱，听医生的话，赶紧戒烟吧。"

一、吸烟为什么会伤胃

说到吸烟伤胃，很多人都会有这样的疑问：明明是将烟吸进肺里了，你要说伤肺我信，但是要说伤胃，我还真有点不信。

原来，香烟在燃烧的时候会产生大量的有害气体。通过对香烟的烟雾进行研究，科学家发现其中含有的化学物质高达 4000 多种，主要包括尼古丁、焦油和一氧化碳等。进入肺内的化学物质并不会老老实实待在一个地方不动，它们通过肺的毛细血管被吸收到血液里，再通过血液循环抵达胃，听起来就像是来了一次"环球旅行"。但这些"恐怖分子"无论到哪里都会制造恐慌。在肺内的时候，它们容易诱发一系列呼吸系统疾病。在胃内的时候，它们则会促进胃酸和胃蛋白酶分泌，并且抑制胰液分泌碳酸氢盐，影响幽门括约肌关闭功能，导致胆汁反流，影响胃和十二指肠黏膜内前列腺素的合成，减少胃及十二指肠的血流量，增加幽门螺杆菌的感染风险。恰恰是这些因素，最终导致胃的防御屏障被破坏，胃黏膜直接暴露在高强度胃酸下，自然容易出现溃疡了。

二、长期吸烟的人更易罹患胃食管反流病

胃食管反流病也是一种常见的消化系统疾病，它是指胃内容物反流到食管而引起一系列的不适症状，患者最突出的表现就是烧心和反流。

很多胃食管反流病的患者都有这样的感觉，即用药时症状能控制，一停药症状又会迅速复发。作为医生，我给大家的建议是，胃食管反流病的患者保持健康的生活习惯和服药治疗同样重要。

胃食管反流病的患者一定要戒烟。这是因为长期吸烟会导致食管黏膜的抵御能力降低，一旦食管黏膜受损，出现胃食管反流病的风险就很高了。

三、长期吸烟的人更易罹患癌症

说到与吸烟有关的癌症，大家首先想到的是肺癌。香烟里含有的化学物质高达 4000 多种，在这些化学物质里，至少有 60 种是已经确定的致癌物。像其中的尼古丁、苯并芘、亚硝胺和放射性钋元素等，都有明确的致癌作用。

长期吸烟的人的确容易出现肺癌。但随着研究的深入，相关领域科学家发现，长期吸烟的人不仅容易出现肺癌，出现消化系统癌症的风险也很高，其中就包括食管癌和胃癌。吸烟之所以会诱发消化系统癌症，是因为香烟里的致癌物能随着血液循环抵达这些部位。有研究发现，吸烟者食管癌的发生率比不吸烟者高 3 ～ 8 倍，吸烟人群胃癌发生风险比不吸烟者增加 50% ～ 60%。

四、我国烟民数量超过 3 亿

2021 年，国家卫生健康委员会和世界卫生组织驻华代表处共同发布了《中国吸烟危害健康报告 2020》。报告显示，我国吸烟人数超过 3 亿，15 岁及以上人群吸烟率为 26.6%，其中男性吸烟率高达 50.5%。报告还显示，烟草每年使我国 100 多万人失去生命，如不采取有效行动，预计到 2030 年死亡人数将增至每年 200 万人，到 2050 年将增至每年 300 万人。

由于我国庞大的烟民数量，使得我们即便不主动吸烟，也可能长期饱受二手烟的困扰。对一个家庭而言，即使只有一个人吸烟，但受影响的往往是全家人。很多烟民控制不住烟瘾，甚至在公共场所吸烟。很多人都有这样的体会，在网吧、酒吧、餐厅，甚至是办公场所，都可能遭受二手烟的困扰。

主动吸烟危害很大，二手烟的危害就不大吗？当然不是。同一个家庭，如果丈夫吸烟，即使妻子不吸烟，但因为长期摄入二手烟，出现胃病的风险同样会升高。

五、戒烟多久能获益

对于那些长期饱受胃病困扰的人群来说，虽然治疗是一方面，但要牢记，胃三分靠治，七分靠养，如果总是去伤胃，即便吃再多的药，也无法治好胃病。

如果你长期吸烟，为了胃的健康，建议你及时戒烟。

及时戒烟，不仅能减少烟草中的有害物质对胃黏膜的损伤，还能降低幽门螺杆菌的感染风险，降低胃溃疡的发病率，并促进溃疡的愈合。

也有人会担心，自己已经吸了几十年的烟了，身体早已经被烟熏坏了，即便戒烟，身体也无法恢复到以前的状态，干脆破罐子破摔算了。

研究表明，任何年龄戒烟均可获益，且戒烟越早，获益越大。一个人从 18 岁开始吸烟，如果能在 25 ~ 34 岁时戒烟，与继续吸烟者相比，戒烟者可以额外获得大约 10 年的寿命；如果能在 35 ~ 44 岁时戒烟，与继续吸烟者相比，戒烟者可以额外获得大约 9 年的寿命；如果能在 45 ~ 54 岁时戒烟，与继续吸烟者相比，戒烟者可以额外获得大约 6 年的寿命；如果能在 55 ~ 64 岁时戒烟，与继续吸烟者相比，戒烟者可以额外获得大约 4 年的寿命。

{ 早餐究竟应该怎么吃才能养胃

一日之计在于晨，这是因为我们经过一个晚上的休息调整，第二天晨起之后，无论是身体状态还是精神状态，其实都已经达到最佳。早上这短暂的时光对于任何人来说都至关重要，因为只有保持充沛的精力和体力，才能使我们在工作和学习上更有斗志，更能达到事半功倍的效果。遗憾的是，很多人对这段时光并不重视。

经过漫长的一夜，我们已经很久没有进食了，晨起之后很多人都有饥肠辘辘的感觉。早餐作为一日三餐之首，能为我们提供丰富的营养，毫不夸张地说，如果早餐吃好了，那么在上午的时间里，无论做什么事，我们都会感到更加游刃有余。

但有的人偏偏反其道而行之。虽然他们也知道早餐对健康来说很重要，但是各种各样的原因养成了长期不吃早餐的坏习惯，刚开始是没时间吃，到后来是根本不想吃，时间一长，这种坏习惯就会导致胃的损伤。也有些人虽然早餐吃得很规律，但是吃的食物并不健康，随着时间的推移，胃依然会出问题。

半个月前，我在门诊就接诊了两名不同的胃病患者。其中一名是 35 岁的女性胃病患者，她长期不吃早餐，结果出现了节律性上腹痛，到医院经胃镜检查后发现自己患了胃溃疡；另外一名是 49 岁的男性胃病患者，他虽然每天都坚持吃早餐，可他爱吃高脂肪、高盐的食物，结果出现了上腹饱胀感，到医院经胃镜检查后发现自己患了萎缩性胃炎。由此可见，要想胃更好，早餐不仅要吃，还要吃得健康。

一、早餐切忌吃得太油腻

一到早上，满大街的油炸食物成为很多人早餐的首选，油条、油饼、炸鸡等都特别受欢迎。经过油炸的食物，颜色金黄，容易吸引人们的目光，增强食欲。油炸食物不仅看起来好看，吃起来也是外酥里嫩，符合很多人的口味。

但是你知道吗？油炸食物含有很多的脂肪，早餐特别钟爱这类油腻食物，很容易导致脂肪摄入量增加，时间长了，就容易诱发肥胖，也会导致三高的降临。

很多人认为，早餐如果不吃得油腻一点，根本吃不饱，吃不饱自然谈不上精力充沛。但是我要告诉大家的是，如果早餐吃得太过油腻，同样会导致一上午都没什么精神。因为，太油腻的食物被消化道研磨和消化的速度会更慢一些，为了帮助研磨和消化，大量的血液会集中在胃肠道，那么脑部的供血供氧自然随之减少，整个人就会无精打采，甚至头晕乏力，特别想睡觉。

二、早餐切忌吃得太咸

很多人早餐吃得特别咸，比如在烹饪粥、米粉、面条的时候加入太多的盐，这类人往往平时的口味就特别重，时间长了，早已养成爱吃盐的习惯了。

也有一些人，虽然在主食里放的盐不多，但是他们爱吃高盐腌制的配菜，比如咸鸭蛋、酸豆角、辣白菜、腌萝卜等，虽然配菜的量可能吃得不多，但是因为这些配菜都是高盐腌制的食物，即便吃得不多，盐的摄入也可能过量。

摄入高盐的危害大家都知道，其中最耳熟能详的就是高血压。但是，高盐饮食对胃的伤害同样不小，摄入很多的盐会抑制前列腺素 E 的合成，前列腺素 E 具有保护胃黏膜的作用。盐本身是一种高渗透物质，其也会对胃黏膜直接造成损伤。随着时间的推移，高盐饮食容易诱发胃溃疡、萎缩性胃炎，甚至是胃癌。

三、早餐切忌吃得太饱

既然早餐很重要，为什么不多吃一点呢？请大家切记，多吃一点不等于吃得太饱。很多人把自己当成大胃王，比如一顿早餐要吃下多少个包子，要吃下多少个鸡蛋，要吃下多少个汉堡，这样暴饮暴食不仅容易导致胃扩张，还容易增加肠胃的负荷，使肠胃在一上午的时间里都忙着应对早餐进食的大量食物。前面说过，早餐吃得太饱，不仅会导致消化不良，还会让整个人看起来无精打采。

所以，我们建议大家早餐吃到八分饱就可以了，给肠胃适当留点空间，你会发现这样做能够更加神清气爽。

四、早餐要讲究营养均衡

早餐不应该吃得太饱，但是要保证营养的均衡。什么是营养均衡？很多人认为早餐只补充碳水化合物就行了，其实这是不对的。我们所说的七大营养素包括蛋白质、脂类、碳水化合物、矿物质、膳食纤维、维生素和水。

2021年，《中国居民膳食指南科学研究报告》指出了我国居民饮食结构上出现的问题，并对此提出建议。具体问题包括：我国居民高油高盐摄入仍普遍存在，含糖饮料消费逐年上升；国人全谷物、深色蔬菜、水果、奶类、鱼虾类和大豆类摄入不足；高加工腌制品摄入过多。

所以，为了保证营养均衡，早餐选择的食物种类最好多一点。谷薯类、肉蛋类、奶豆类和果蔬类，这些常见的早餐食物在选择的时候，建议最好选择至少3种，如果你想早餐吃得更好，建议选择4种，以充分保证营养的多样性和均衡性。

五、错误的早餐搭配

豆浆＋油条，不合理。虽然豆浆属于优质蛋白，但是油条属于高脂肪油炸食物，我们在前面已经说了，早餐切忌吃得太过油腻，油炸食物最好少选择。

粥＋腌制小菜，不合理。很多人认为常喝粥能够养胃，其实不然，粥如果喝得太多了，不仅提供的营养很有限，甚至还有可能伤胃。至于腌制小菜，其用于早餐不仅提供的营养不够，而且含有的盐分特别高，很容易伤胃。

牛奶＋鸡蛋，不合理。两者虽然都属于优质蛋白质，但忽视了早餐的一个原则，即种类多一点，营养要丰富一点。所以，除了牛奶、鸡蛋外，建议大家还要补充一些碳水化合物和膳食纤维。

碳酸饮料＋汉堡，不合理。碳酸饮料含有很高的糖分，并不适合长期饮用。《中国居民膳食指南》建议，成人每天摄入白砂糖、麦芽糖浆、葡萄糖浆等添加糖量最好控制在 25g 以内。所以，哪怕每天只喝 1 瓶碳酸饮料，也可能导致糖的摄入过量，比如 1 罐 330mL 的可乐，含糖量就高达 35g。进食太多的糖容易导致肥胖。至于汉堡，面包里面往往夹着油炸的鸡块、牛肉块等，而我们建议大家早餐最好不吃油炸食物。

包子＋粥，不合理。包子和粥都属于主食，进食这两样食物，虽然保证了碳水化合物的摄入量，但是早餐种类还是太单一了，不仅缺少蛋白质，还缺少膳食纤维。

⸿ 吃腌制食物真能致癌吗

说到腌制食物，很多人都会说，太爱了！这类人总要在米粉、面条、粥里放点腌制的泡菜，觉得这样吃起来味道才会更香。除了腌制的蔬菜之外，咸鸭蛋、咸鱼、腊肉等食物也是人们的最爱，我们经常能够在餐桌上见到它们，但归根结底，它们也属于腌制食物。

对于很多家庭而言，腌制食物是每天必备的食物。无论你是去菜市场，还是去餐馆，总能发现形形色色的腌制食物。腌制食物到底是从什么时候开始出现的？这个问题的答案已经无法得知了，但至今为止，它依然是最受欢迎的食物之一。

随着生活水平的提高，人们对于自身的健康也越来越重视。越来越多的人开始重新审视腌制食物，他们会问："医生，我们每天都在吃的腌制食物真的健康吗？"

45 岁的余先生来到医院找到我，问："医生，我最近 1 周总是感到胃痛，不会是得了胃癌吧？"通过询问，我了解到余先生平时特别爱吃腌制食物，前几天他在朋友圈无意间刷到 1 篇文章，说的就是经常吃腌制食物会诱发胃癌，这才吓得余先生赶紧来到医院就诊。通过检查，我发现余先生只是罹患了十二指肠球部溃疡。

那么问题来了，腌制食物究竟会不会诱发胃癌？得了胃病，还能继续吃这种食物吗？

一、长期吃腌制食物究竟会不会诱发胃癌

很多人认为，腌制食物在制作过程中很容易产生大量的亚硝酸盐，而亚硝酸盐属于一类致癌物，长期食用很容易诱发胃癌。

是不是所有的腌制食物里都含有大量的亚硝酸盐呢？

当然不是。亚硝酸盐的含量主要与腌制食物的发酵工艺有关。研究发现，

如果是用纯醋酸菌发酵的酸菜，或者是用纯乳酸菌发酵的泡菜，并不会导致亚硝酸盐过量，但如果在腌制过程中有杂菌污染，则会产生亚硝酸盐。

如果你是在超市购买的由正规厂家生产的并有 QS 标志的各种包装腌制食物，一般无须担心，因为这些厂家的生产工艺比较严格，而且受到抽查和监管，一般不会存在亚硝酸盐过量的情况。但如果你是在菜市场购买的散装腌制食物，那可要小心一点了，因为这些食物基本都是自制的，在腌制过程中更易受到杂菌的污染，产生亚硝酸盐的风险也就更高。

是不是摄入亚硝酸盐，就一定会致癌呢？

当然不是。很多人都弄错了一个概念，其实亚硝酸盐本身并不致癌，所以那些把亚硝酸盐当成一类致癌物的人其实犯了一个常识性错误。真正致癌的是亚硝胺，亚硝胺和亚硝酸盐并不是同一种物质。亚硝酸盐进入胃内以后，与胺结合形成亚硝胺，亚硝胺才是世界卫生组织公认的一类致癌物。即便亚硝胺属于致癌物，但要致癌，也必须满足一定的条件。很多人只是偶尔吃腌制食物，比如 1 个月吃 1 次，这样的频率即便有亚硝胺产生，也不会致癌。但如果一个人每天都要吃大量的腌制食物，随着时间的推移，发生癌症的风险的确会大大增加。

所以，腌制食物究竟会不会诱发胃癌，还要取决于你进食的频率和量。

二、腌制食物里含有很多的盐

作为医生，我们总是建议大家要少吃或者不吃腌制食物。因为，长期大量进食腌制食物除了会增加胃癌发生的风险外，其含有的高盐对健康的危害也很大。

如果你了解制作腌制食物的流程，就会明白在整个制作过程中是需要大量的盐的，所以腌制食物吃起来会有很咸的味道。

可大家不知道的是，一旦摄入过多的盐，很容易导致胃黏膜细胞与外界存在较高的渗透压，由于高渗透压的存在，很容易破坏胃黏膜的防御屏障，随着时间的推移，就可能导致胃黏膜受损，发生炎症和溃疡的风险也会大大升高。而慢性萎缩性胃炎、胃溃疡等都是胃癌的癌前病变，在高盐的刺激下，这些疾病反复发作，迁延不愈，从而导致胃癌的发生风险自然也就大大提高了。

也有研究发现，摄入过多的盐还会导致胃黏膜更易感染幽门螺杆菌，这可能是因为长期高盐饮食破坏了胃黏膜的防御屏障。众所周知，幽门螺杆菌感染是诱发胃癌的另一种高危因素。

除了伤胃以外，摄入过多的盐还会升高血压，这是因为盐里含有钠，高钠会导致血管外周阻力增大，进一步导致血压升高。大量的研究发现，钠与血压的数值成正比，钠的摄入量越多，血压也会越高。

吃得过咸，还会让我们有口干的感觉。为了缓解这种不适，我们常常要喝更多的水，大量的水分进入血液中，导致全身血液循环量增加，从而也会导致血管的压力更大。

很多人对于高血压不重视，觉得血压高点无所谓，毕竟自己也没有不舒服的感觉。其实高血压最大的危害就是慢性损伤，在漫长的时间里，它悄然无息地损伤着心脏、大脑和肾脏，直到有一天导致严重的并发症，甚至危及生命。

2013 年，世界卫生组织发表的指南建议：成年人每天钠摄取量应低于2000mg，即食盐摄取量应低于 5g，而钾的摄取量应至少为 3510mg。高钠低钾可能导致血压升高，增加患心脏病和中风的风险。

糟糕的是，我国人均食盐的摄入量却远远超过了世界卫生组织建议的数值，达到了惊人的 10.5g/ 日，甚至超过了世界卫生组织建议量的 2 倍。

三、腌制食物更易造成维生素 C 和钙缺乏

新鲜的蔬菜和水果里富含维生素 C，于是很多人认为腌制的蔬菜和水果里同样含有维生素 C。事实上，在腌制的过程中，蔬菜和水果里原本含有的维生素 C 早已损伤殆尽。维生素 C 是人体所必需的维生素，也是一种抗氧化剂，能用来预防或治疗维生素 C 缺乏病，同时还有许多重要的生物合成过程也需要维生素 C 的参与。

我们主要是从新鲜的食物里获得维生素 C，想要从腌制食物里试图获取维生素 C，完全是不可能的，而且摄入大量的腌制食物还会增加疾病发生的风险。

除了会导致维生素 C 缺乏以外，常吃腌制食物还很容易造成钙的流失。这是因为腌制食物里含有很多的盐，盐里的钠和尿里排出的钙有很大关系，肾脏每排出 2300mg 的钠（相当于 6g 盐），就会丢失 40 ~ 60mg 的钙。所以，如果你特别爱吃腌制食物，那可要小心了，你发生骨质疏松的风险会更高。

⅜ 压力太大，小心溃疡找上你

26岁的小马得了一种怪病，腹痛会在每天的两个时间点准时发作，一个时间点是晨起空腹的时候，另一个时间点是晚上睡觉的时候。饿的时候痛，痛到大汗淋漓；睡觉的时候痛，甚至有痛醒的情况。出现腹痛后，小马不愿意到医院就诊，直到腹痛越来越严重，已经影响到工作和生活了，小马只得来到医院寻求医生的帮助。

我告诉小马，他很有可能罹患了消化性溃疡。胃镜检查证实了我的推断，小马罹患的的确是十二指肠球部溃疡。这个地方的溃疡有两个典型的特点——饥饿痛和夜间痛。导致腹痛的罪魁祸首找到了，可小马还是不解，问："医生，为什么我年纪轻轻就得了溃疡呢？"

"你喝酒抽烟吗？"我问小马。他摇摇头。

"一日三餐规律吗？"我问小马。他还是摇头。他告诉我，自己一日三餐都很规律，而且他从来不吃垃圾食品。

我怀疑他感染了幽门螺杆菌。可是通过呼气试验，这个病因同样也被排除了。

他有没有遗传史呢？小马说自己的父母都做过胃镜检查，他们没有得过消化性溃疡。

能找的病因似乎都找了。那么一个不吸烟不喝酒、饮食规律、不乱吃垃圾食物的年轻人，为何还是得了十二指肠球部溃疡呢？

真正的答案在于压力。小马说，自己在1年前跳槽来到了现在的公司，公司内部的竞争非常激烈，这种氛围给自己带来了无形的压力，随着时间的推移，他试图跳出压力的怪圈，却发现自己根本没办法跳出去，压力反而越来越大。

我告诉小马，压力太大，溃疡很容易盯上他，即便是把溃疡治好了，但如果不解除这个因素，溃疡也很容易复发。

一、压力太大容易导致消化性溃疡

巨大的压力就像充气球一样，压力越大，皮球越鼓。大脑处于皮球的正中心，所以当压力来临的时候，大脑不可避免会受到影响。压力会导致大脑皮层功能失调，自主神经异常兴奋，进而导致肾上腺皮质激素的分泌和胃酸的分泌增多，胃黏膜血管收缩加强，从而会引发胃黏膜缺血缺氧，最终导致消化性溃疡的发生。

消化性溃疡一旦出现，很容易引起形形色色的症状，比如腹痛、腹胀、胃灼热、反酸、嗳气、恶心呕吐、食欲不振等。这些症状引起的不适会进一步增加患者的压力感，让他们觉得不仅生活和工作上很不容易，连身体也出现了异常。

所以压力和消化性溃疡其实是互相关联的，它们看起来更像是一对难兄难弟，压力会导致消化性溃疡，反过来，消化性溃疡会进一步增大压力。

二、压力大的人，坏习惯可能更多

如果我们长期生活在充满压力的环境里，我们拥有的坏习惯可能会更多，因为压力会让我们不注意个人形象、不注意说话的方式、不注意社交，甚至让我们吸烟酗酒、养成熬夜的习惯、不愿意运动、喜欢暴饮暴食、一日三餐不规律、食物的选择也更随意。这些坏习惯会进一步加重溃疡病情，甚至阻碍溃疡的愈合。

我接诊过很多消化性溃疡的患者，有些患者的溃疡会反复发作，通过询问，我发现他们不仅掉入了一个巨大的压力怪圈，而且很难保持好的生活习惯。用他们的话说，当生活无法放松的时候，谁也不会注意生活品质了。

相反，那些能够顶住压力，正确释放压力，始终保持开朗乐观心情的人群，他们不仅对生活品质的要求更高，而且会主动保持良好的生活习惯。

三、适者生存，学会减压最重要

我们身处的这个世界瞬息万变，快节奏的生活状态让很多人都难以适应，一旦你接受不了这种生活方式，那么很快就会被淘汰。所以像小马这样的年轻人，其实压力非常大，他们初入职场，根基不稳，他们的努力和回报不成正比，来自上司和同事的压力很容易让他们出现一系列心理和身体上的异常。

如何才能顶住压力，更好地生存下来呢？学会减压很重要。

我在前面说过，压力就像充气球，随着时间的推移，只会越来越膨胀。只有学会减压，试着放掉一部分气体，才能让皮球缩小，压力减少。

但是如何减压呢？说起来容易，做起来很难。

记得之前碰到过的一个年轻的胃溃疡患者，我告诉他要减压，但是他不愿意付出实际行动，总是用口号号召自己，要放松，放松，放松！

但是越是这样，他发现自己越紧张，越焦虑，越烦躁。

减压，不能只喊口号。减压，要试着从多方面释放压力。

四、错误的减压方式

很多人通过吃东西的方式来减压，比如吃甜品和暴饮暴食。但是我要告诉大家的是，这种减压方式是以牺牲健康为代价，是不可取的。随着时间的推移，无论是过度吃甜品还是暴饮暴食，都很有可能导致肥胖的发生，同时伴随肥胖的是高血压、糖尿病、冠心病及癌症的发生风险增加。

很多人通过玩手机的方式来减压，每天通过看视频、玩游戏来转移注意力。但是我要告诉大家的是，过度玩手机很容易让你对手机产生依赖，有一天突然不玩手机了，你会发现自己无所事事，没有手机会让你感到不安和焦虑，同时过度玩手机还会对你的眼睛、颈椎、胃肠道均有所影响。

很多人通过孤立自己来减压，他们把自己与外界隔绝，认为只有远离喧嚣，回归宁静才能让自己的压力变小，但是孤独感是另一种可怕的压力，你试图独自一人解决问题，最终才发觉自己只会在压力的漩涡里陷得更深。

还有很多人试图通过以毒攻毒的方式来减压，比如当自己压力大的时候，就对别人大吼大叫，试图通过自己的暴躁来把压力转移出去，但是这样做不仅不能缓解压力，反而会伤害身边的朋友和亲人。

五、正确的减压方式

运动是减压的良药。适当的运动会提高大脑里快乐因子的浓度，让你变得更加开心愉悦。另外，运动还能增强免疫力，促进肠胃蠕动，有助于肠胃的健康。

音乐减压疗法是一种不错的选择。即使是一个非常暴躁的人，舒缓的音乐也会让他安静下来，那些跳动的音符仿佛流水一般会带走所有的压力。

学会倾诉同样是减压的良药。我们生活的这个世界是需要与人打交道的世界，如果你把自己孤立起来，你会变得更焦虑。不要认为周围的人都有敌意，试着和世界交朋友，如果你连你的家人和朋友都不愿意相信，都不愿意倾诉，那么孤零零的你又怎么会没有压力呢？

健康的爱好更易减压。工作是一门技能，是我们赖以生存的手段，如果你能找到自己热爱的工作那最好不过，但如果找不到，你只是为了养活自己而工作，那么在工作之余不妨培养一个健康的爱好，比如旅游、写作、唱歌、跳舞等，这些健康的爱好都会让你更好地释放压力，享受生活。

₹ 吃剩饭剩菜会导致胃癌吗

很多家庭都存在这样的情况，饭菜做多了，吃不完怎么办？辛辛苦苦做的美味佳肴，扔了吧，觉得可惜，勤俭节约是中华民族的美德，现在国家也提倡不要浪费食物；可是不扔吧，到网上一搜，到处都是吃剩饭剩菜会致癌的言论，又担心吃下去反而对健康不利。所以，真相到底是什么呢？

原来，之所以很多人说吃剩饭剩菜会致癌，是因为随着时间的推移，剩饭剩菜里会出现亚硝酸盐。亚硝酸盐是一种含氮的化合物，很多人认为只有剩菜中才会有这种物质，其实并不是这样的，我们平时吃的粮食、蔬菜、水果、乳制品和肉类，即便是新鲜的，其中也存在着亚硝酸盐。另外，很多发色剂和防腐剂的主要成分其实也是亚硝酸盐。

一、亚硝酸盐致癌吗

亚硝酸盐在我们的日常生活里很常见。片面地认为亚硝酸盐会致癌，其实是不正确的，实际上致癌的元凶是亚硝胺。亚硝酸盐进入人体后，在胃酸的作用下，其会与胃内的生物胺结合，形成亚硝胺。亚硝胺是世界卫生组织公认的一类致癌物。

说到这，很多人会说："医生，你不是说亚硝酸盐进入胃内会转化成亚硝胺吗，那么长期摄入这种物质，肯定危害会很大啊！"其实起关键作用的还是亚硝酸盐的量。如果长期摄入大量的亚硝酸盐，其所转化成的亚硝胺的量就会多，致癌风险肯定会升高；如果摄入的亚硝酸盐的量很少，那么其致癌的风险就可以完全忽略不计了。亚硝酸盐存在于很多食物里，我们是不可能做到完全与之隔离的。

有关亚硝酸盐，我们国家制定了一个标准。按照《食品添加剂使用卫生标准》规定，食品中允许添加亚硝酸盐的限量为 70mg/kg，不可超量、超范围使用。事实上，除了腌制和烟熏的食物里面亚硝酸盐的含量较高外，其他的新鲜食物中亚硝酸盐的含量是很低很低的，即便是剩饭剩菜中，其含量也不高。

国家食品药品监督管理总局（现国家市场监督管理总局）曾联合国家食品安全风险评估中心、中国食品科学技术学会等单位，对隔夜菜中亚硝酸盐的含量进行了检测，得出的结果是隔夜菜在30℃以上的开放环境中放置48小时，亚硝酸盐含量确实会有一定幅度的上升，但最终数值都在安全范围之内；如果放置在冰箱中储存48小时，其中的亚硝酸盐含量增长得则很少。

有人做过这样的研究，把一盘新做好的菜原封不动地放在冰箱里，开始时检测其中所含的亚硝酸盐含量是3mg/kg，到了第二天，所含亚硝酸盐的含量虽然有所上升，但也仅仅是7mg/kg。如此少的含量，是根本不用担心它的致癌风险的。

二、最危险的其实是它——细菌感染

剩饭剩菜里最危险的其实不是亚硝酸盐，而是随着时间的推移，其中细菌滋生的风险大大增加。很多人认为，剩饭剩菜只要闻起来没馊就没事。事实上细菌这种微生物，看不到，摸不着，当然也不可能被闻到，只有在显微镜下才能发现它们的蛛丝马迹。

有实验发现，随着时间的推移，剩饭剩菜中都会滋生细菌。但是蔬菜中细菌繁殖的速度要慢一点，而荤菜中细菌繁殖的速度最快，剩的米饭中细菌繁殖的速度则排在中间。

很多人认为，在剩饭剩菜上盖上保鲜膜就可以避免细菌感染了。其实不然，这样做可能更有利于细菌的繁殖。也有人会说，放在外面的饭菜当然容易滋生细菌，特别是在气温升高的时候，把它们放在冰箱里不就可以了。事实上冰箱不是万能的，冰箱里并非是无菌状态，很多致病菌都可以在低温下繁殖，比如耶尔森菌和李斯特菌。另外我们会发现，某种食物在冰箱里放得太久，依然会发霉，这就证明了真菌也可以在低温下生长。所以，即便把剩饭剩菜放进冰箱里，也不意味着不会有细菌滋生。

如果你经常吃剩饭剩菜，那么首先要面临的一个风险就是细菌感染。相对于含量比较低的亚硝酸盐来说，细菌感染往往更危险，导致的后果也会更严重。在我接诊的患者中，有因吃剩饭剩菜罹患急性胃肠炎的，也有引起败血症的。对于孕妇、老年人、儿童这些特殊群体而言，由于他们的免疫力更低，所以吃剩饭剩菜被细菌感染的风险会更高。

三、吃剩饭剩菜之前，应该加热还是不加热

很多人认为剩饭剩菜不需要加热，其实这是不正确的。因为只有加热，才能及时杀死食物中可能存在的细菌。也有人加热剩菜剩饭，仅是直接用微波炉转一下，这样做也难以消灭细菌，因为微波炉是从外向内加热食物的，其加热得并不均匀。

大量的研究发现，为了更好地杀死细菌，最佳的加热温度是80℃以上，而且要确保加热得均匀，加热时间最好在10分钟以上。热好了饭菜，不要急着开餐，最好关上火，放在锅里闷一会，利用水蒸气的温度进一步杀灭细菌。

四、如何正确地处理剩饭剩菜

哪怕你的食材再好，剩饭剩菜的营养价值都比不上新鲜的饭菜。所以，如果你觉得扔了剩饭剩菜可惜，不扔又害怕伤身，那么最好的办法就是控制饭菜的量，每次不要做得太多，避免吃不完，铺张浪费。

蔬菜一定要在一餐中吃完，剩的绿叶蔬菜最好不要再吃。因为在所有的剩菜中，它产生的亚硝酸盐最多。反复加热后，蔬菜的颜色不仅会变得更暗，口感也会变得更差。更主要的是，这个时候蔬菜里面的营养成分已经完全被破坏，根本没有再吃的必要。

剩的荤菜产生的亚硝酸盐比蔬菜要少，但是容易滋生细菌，建议在加热荤菜的时候，温度和时间一定都要达到标准，避免加热不透造成细菌感染。剩的荤菜，最长的放置时间不要超过48小时。

剩的米饭可以冷藏，但是面食最好是以冷冻的形式储藏。

不要等饭菜彻底凉了再放入冰箱，因为在外面放置的时间越长，滋生的细菌就越多。很多人怕菜太热损伤冰箱，其实冰箱并没有那么脆弱。如果吃完饭的时候，剩下的饭菜已经凉了，你可以将其加热后再放进冰箱。这样做，细菌的滋生才最少。一般来说，要想避免细菌的滋生，冰箱里冷藏室的温度要控制在5℃以下，冷冻室的温度也要保持在0℃以下。

⅔ 治疗胃病，真的有"家传秘方"吗

　　40 岁的郝先生因为上腹痛到医院就诊，通过胃镜检查明确其患的是胃溃疡。当时接诊的医生为他开具了治疗胃溃疡的西药，还叮嘱他回家后一定要按时服药，4 周以后记得来医院复查。可是 4 周过去了，郝先生的胃溃疡不仅没有愈合，反而合并了急性胃出血，不得不住院治疗。

　　郝先生告诉医生，他开的那些西药，自己回家只吃了 1 周的时间，因为看了那些药物的说明书，上面写的不良反应太多、太吓人，还会伤害肝肾，根本不敢再吃了。

　　不坚持吃药，难怪胃病不仅没好，反而越来越严重了。没想到郝先生接下来的话更让医生吃了一惊，他说他的朋友告诉他西药的不良反应太大，建议他吃中药，还说朋友有个亲戚的家里有治胃病的"秘方"。

　　于是，郝先生花了将近 2000 块钱，一直在吃所谓的"家传秘方"。郝先生说那些中药都是提前包好的，因为是"家传秘方"，所以不告诉他具体药方，只是让他拿回家熬。其实，1 周前郝先生的大便就变黑了，当时他一直认为是喝中药引起的颜色改变，根本没有想到是胃出血，直到头昏乏力越来越严重，妻子提醒他别总相信"家传秘方"，还是应该到正规的医院检查一下，他这才又来医院就诊。没想到，这一检查就住进了医院。

　　管床医生告诉我，郝先生来的时候，血红蛋白只有 59g/L，已经达到了重度贫血的诊断标准。我对郝先生说："你再这样拖几天，肯定会晕倒。目前你的胃里还是有活动性出血，导致出血的罪魁祸首就是胃溃疡。如果你听医生的话，坚持服药，胃溃疡现在应该早就已经好了，可你偏偏听信'家传秘方'。你自己想想看，如果真有包治胃病的'家传秘方'，那这个世界上早就不会有胃病患者了！"

一、每个患者都是不同的个体

1 个"家传秘方"能治疗 10 个，甚至 100 个胃病患者，而且不管是什么胃病，反正只要是胃不好，它统统能治，有这样神奇的事情吗？当然没有！

每个患者都是不同的个体，无论是中医还是西医，在给胃病患者开药方的时候，都会量身制作，即便是同一个患者不同时间来看病，医生给其开的药方也会有所不同。所谓的"家传秘方"，自始至终都是同一个不能见人的药方，而且使用的都是那些一成不变的药材。没有中医的望闻问切，也没有西医的视触叩听，就这么直接给患者吃"家传秘方"，这科学吗？很多拥有"家传秘方"的人，他们自己对医学是一窍不通，你问他这种"家传秘方"能治什么？他会说包治百病，这话从古到今，可没有哪个医生敢大言不惭地拍着胸脯说出来，试问这样的"家传秘方"你敢吃吗？

"家传秘方"说白了就是偏方，甚至很多时候根本不存在所谓的"家传秘方"，其真实目的只有一个，那就是利用患者急病乱投医的心理，打出神秘的偏方招牌，就是为了骗钱。就像郝先生，仅购买"家传秘方"就花了2000块钱，结果呢，胃病还是没治好！以至于他自己都说，"医生，我是被这'家传秘方'害惨了，我现在是真后悔没听你们的话"。

二、西药猛如虎，它的不良反应大吗

在谈及西药的时候，很多人都认为西药的不良反应太大，西药猛如虎。但事实上，西药并没有大家想得这么夸张。你到正规医院购买的西药，打开药盒，里面都会有一张折好的纸，打开来你会发现这就是药物说明书。药物该怎么吃？药物适用于哪些疾病？哪些人群是禁用此类药物的人群？服药后会出现哪些不良反应？这些都会在说明书中说清楚。药物说明书不是用来吓人的，也不是用来逃避责任的，它是科学的集成，有了药物说明书，就可以更好地方便医生和患者，从而避免药物被误用或滥用的情况。

即便是中药，医生也不会保证它没有不良反应，每一味药材的使用量也是有要求的，不是越大越好。中医通过望闻问切为患者开具药方，也会叮嘱患者如何服药，有哪些注意事项，服药后可能出现哪些不良反应。

如果没有这些，只是把"家传秘方"啪的一声扔在桌子上，试问你敢吃吗？

无论是西药还是中药，都有一定的不良反应，俗话说是药三分毒，药物永远是一把双刃剑。很多人对西药存在一定的误解，觉得西药比中药的不良反应要大很多，所以宁可吃中药，也不碰一点西药。

这些观点其实都是错误的。就拿胃病来说，像幽门螺杆菌感染，中药只能起辅助治疗作用，到目前为止没有证据表明纯中药能够彻底消除幽门螺杆菌，而根除幽门螺杆菌主要还是依靠西药；像处于活动期的消化性溃疡，由于它有出血和穿孔的风险，所以这个时候同样要以西医治疗为主，因为治疗消化性溃疡最主要的一点就是抑制胃酸分泌，在这方面质子泵抑制剂，如奥美拉唑、泮托拉唑等效果最好，而纯中药治疗也是达不到这样的效果的。治疗处于活动期的消化性溃疡，只吃中药不仅不会药到病除，还有可能加重病情。但是在溃疡已经处于愈合期的时候，由于胃酸的分泌已经没那么旺盛，这个时候可以选择以中药为主，西药为辅的治疗方式，来促进胃黏膜更好地修复。

所以在治疗胃病方面，一定不要走极端，不能完全拒绝所有的西药，也不能所有的治疗都选择纯中药治疗。要知道，同一种胃病在不同的阶段，药物的选择也有所不同，而这些都需要专业的医生去帮助你。像所谓的"家传秘方"，只不过是一个噱头而已。

三、听话的患者离胃病会更远

虽然西药的药物说明书上写了很多不良反应，但是大多数时候，这些不良反应并不会出现。很多治疗胃病的西药，只要不是长期大量服用，其实都是非常安全的。

比如消化内科经常使用的一种胃药叫作铝碳酸镁片，它是一种抗酸、抗胆汁的胃黏膜保护剂。治疗剂量的铝碳酸镁在胃肠道内几乎不会被吸收，服用后血浆和尿液中镁和铝的浓度仍会保持在正常范围，所以只要按照医生的建议短期服用，它其实是非常安全的。由于其不伤肝肾，不被胃肠道吸收的特点，所以对于怀孕 3 个月以上的孕妇，在医生的指导下也可以短期使用此类药物。

由此可见，只要合理使用西药，它的获益会远远大于风险。中药同样如此，每一味中药的使用都要斟酌剂量，仔细权衡。中药的用量不是越大越好；中药同样不能长期服用；中药的服用也应严格遵照医生的要求，患者不能擅自做主。

无论是西医，还是中医，都特别喜欢听话的患者。依从性越好的患者，胃病治愈的可能性就越大；依从性越好的患者，胃病治愈后复发的概率就越低。

常吃方便面会诱发胃癌吗

28 岁的小芸因为上腹痛到医院就诊。通过检查，她被明确诊断为胃癌。小芸是我接诊过的最年轻的胃癌患者。拿到确诊报告单的小芸，怎么都不愿意接受这沉重的现实。她哭到捶胸顿足，大喊着："为什么，为什么我这么年轻就得了癌症？"

面对这么年轻的胃癌患者，我也想找到其真正的致癌因素。在我的询问中，小芸说她平时特别爱吃方便面，由于工作原因，自己总是早出晚归，工作太忙让她经常不能按时吃饭，于是吃泡面就成了一种习惯。同事发现小芸经常吃方便面，也曾劝她不要再吃了，因为网上有很多文章讲的就是常吃方便面会诱发胃癌。

但小芸罹患胃癌，真的是长期吃方便面引起的吗？

我继续询问，在询问中我发现小芸有很多不健康的生活习惯。比如她有长期熬夜的习惯；一日三餐也不规律，经常不吃早餐；平时还吸烟酗酒。在 5 年前单位组织的一次体检中，医生发现小芸感染了幽门螺杆菌，当时就建议她做胃镜检查，但她拒绝了。另外，小芸的爷爷是因为胃癌去世的。

我告诉小芸，胃癌的发生是由多种因素共同造成的，如遗传因素、幽门螺杆菌感染、癌前病变、环境和饮食因素等。很显然，小芸之所以年纪轻轻就罹患胃癌，是由多种致病因素共同决定的，不能全怪在爱吃泡面上面。

一、长期吃方便面会诱发胃癌吗

有关方便面致癌的消息其实已经流传很久了。打开搜索栏，输入方便面和癌症，你会看到很多类似的文章，这些文章都是以一个案例开头，说某人长期吃方便面，结果胃痛到医院检查确诊了胃癌，于是引发一大篇论述说方便面致癌，而其致癌的原因主要是因为方便面在生产的过程中产生了很多致癌物质和毒素。

丙烯酰胺是被大家提到的最多的化合物。丙烯酰胺是高淀粉低蛋白类食物在高温烹制时产生的一种物质，美国国家职业安全与健康委员会（NIOSH）认为丙烯酰胺是潜在致癌物。2005 年，由联合国粮农组织（FAO）和世界卫生组织（WHO）组成的一个联合专家委员会在 WHO 网站上发布了一份简要报告，报告指出特定食品中意外的丙烯酰胺污染可能会引起公共恐慌，现已证明这一物质可以使动物患上癌症。这份报告是由来自 15 个国家的 35 名专家给出的，报告呼吁食品企业为降低食物中的丙烯酰胺含量应继续努力。

值得一提的是，专家委员会还在报告里指出了一些具体食物，特别是富含碳水化合物的低蛋白食品在经煎炸、烧烤、烘焙等高温烹制时会产生丙烯酰胺，高温标准是指温度超过 120℃。富含丙烯酰胺的主要食品有炸薯条和薯片、咖啡，以及一些由谷物加工的产品，如各式糕点（甜饼干、面包、面包卷和烤面包片）。

当丙烯酰胺进入大众视野之后，人们很容易将其与方便面联系在一起。那么方便面里是不是也含有丙烯酰胺呢？

方便面里确实含有丙烯酰胺。但是只谈毒性不谈剂量的都是"耍流氓"。方便面里丙烯酰胺的平均含量为 15 ～ 80μg/kg，这样的含量远远达不到致癌的标准。事实上，方便面里丙烯酰胺的含量甚至低于油条、油饼、麻花等食物中的丙烯酰胺的含量。

所以即便爱吃方便面，也不会诱发胃癌。

二、桶装方便面更易致癌吗

"买方便面一定要买袋装的，因为桶装的会致癌。"之所以有这样的言论，是因为方便面桶身的内侧有一层防水薄膜，这种薄膜的制作材料是聚乙烯（PE）。在高温加热的时候，聚乙烯能够释放有害物质，这种物质是一种致癌物。

也有人认为，方便面桶的内侧涂有一层蜡，这些蜡会溶解在泡方便面的水里，吃下去之后，蜡会对人体造成危害，甚至致癌。

事实上，这些言论也是危言耸听。首先我们来说一说蜡。虽然涂蜡工艺被广泛应用于纸容器，但石蜡的熔点很低，温度达到 60℃即可溶解，所以涂蜡纸容器常用于盛装温度较低的食品，如冰激凌、冰可乐等。至于方便面，在泡的时候温度肯定超过 60℃，所以方便面桶的内侧根本不会涂蜡。

很长一段时间，方便面桶身内侧使用的是含有聚苯乙烯的发泡材质，但是这种物质还是不耐高温。随着生产工艺的不断提高，现在已经有了更稳定的聚乙烯淋膜纸塑复合产品，这种聚乙烯具有耐高温的特点，即便被加热到100℃，也不会有有害的物质释放出来。2015 年，上海市质量技术监督局对 68 批次聚乙烯淋膜纸塑复合方便面碗开展了安全评估，分别探究其在盛装水和油脂类食物的条件下被加热至 100℃时，是否有增塑剂、抗氧化剂、双酚 A 或其他物质迁移至食品中。评估结果表明，该 68 批次方便面碗均未检出上述物质迁移。

由此可见，即便选择桶装方便面，其实也是很安全的。

三、吃 1 次泡面，肝脏需要 32 天才能分解留存体内的毒素，这是谣言吗

很多自媒体文章语不惊人死不休，他们认为方便面里含有多种食品添加剂，这些食品添加剂对健康不利。方便面里的食品添加剂主要包括六大类：着色剂、抗氧化剂、增稠剂、增味剂、稳定剂和食用香精。

常用的着色剂有胭脂红、核黄素、栀子黄、辣椒红、姜黄、姜黄素等，它的作用是改变食品外观，增强食欲；常用的抗氧化剂包括二丁基羟基甲苯、特丁基对苯二酚等，它的作用是抑制油脂等氧化变质，延长食物保质期；常用的增稠剂是藻酸丙二醇酯、磷酸化二淀粉磷酸酯，它能让食物的外观更加润滑细腻；常用的增味剂包括琥珀酸二钠、谷氨酸钠等，它能改变食物的味道，改善口感；常用的稳定剂是磷酸盐，如三聚磷酸钠、六偏磷酸钠、磷酸二氢钠等，它用于保持水分，稳定结构。至于食用香精，则主要起到增香的作用。

方便面之所以好吃，实话实说这些食品添加剂确实发挥了重要作用。但很多人认为，食品添加剂太多会增加肝脏负担，导致肝脏解毒的时间延长，这其实也是彻头彻尾的谣言。食品添加剂只要符合国家食品安全标准的要求，其安全性是有保障的，在允许的范围内使用食品添加剂，并不会增加患病风险，更谈不上需要肝脏解毒。

四、方便面的营养价值并不高

方便面虽然好吃，但是好吃的东西营养价值不一定很高。有人会说，方便面很贴心啊，里面不仅有面，还有菜包呢，菜包里不仅有绿色蔬菜、胡萝卜，还有牛肉粒。但是方便面里蔬菜的含量实在太少，完全满足不了人体的需求。

方便面里的调料包，往往含有很多的盐和味精，所以方便面属于重口味食品。如果一天三顿都吃方便面，会导致盐的摄入过量，高盐饮食的危害自然不用多说了。

方便面属于油炸食品，其脂肪的含量自然很高。所以，方便面不仅属于高盐食物，还属于高脂肪食物，如果常吃方便面，也会导致脂肪的摄入过多。

人体应该摄入均衡的营养。我们要摄入蛋白质、碳水化合物、维生素、微量元素、膳食纤维，至于盐和脂肪则不宜摄入过多。

方便面重在方便。我国每年消耗的方便面高达 2000 万包。无论是坐火车，还是旅游；无论是加班，还是熬夜，方便面似乎都是最完美的伴侣。但是，方便面不宜过量食用，因为它满足不了身体对营养的需求。

℥ 今天，你按时吃饭了吗

最近半个月，26岁的小乐总是感到上腹痛，饿着的时候会更加明显，吃完东西能够缓解。小乐一直没把这件事放在心上，直到今天早上起床上厕所，他突然发现自己排便的时候大便变成了黑色。他一连排了3次，第一次大便成形，第二次大便呈稀糊样，第三次大便则变成了稀水样。除了上腹痛之外，小乐还感到头昏乏力，甚至站不稳。

其实，小乐感觉身体不舒服已经很久了，妻子一直劝他到医院看看，但他每一次都以工作太忙为由推脱。这一次，小乐终于扛不住了，他对妻子说："我太难受了。"妻子见到从厕所里出来的小乐面色苍白，赶紧开车将他送进了医院。

检查后我告诉小乐，他之所以大便会变黑，是因为上消化道出血，通俗点来说，就是大家所说的"胃出血了"。为什么小乐会出现上消化道出血呢？原因现在还不清楚，但是我判断他患消化性溃疡的可能性最大。由于小乐的贫血症状比较严重，我建议他立刻住院治疗。

住院后通过积极治疗，小乐的大便由黑色转为了黄色，出血也停止了，胃镜检查提示他罹患了十二指肠球部溃疡，目前还处于活动期。

我告诉小乐，十二指肠球部溃疡会导致明显的上腹部饥饿痛，这是因为空腹的时候，胃酸直接刺激溃疡面所致；进食后能够缓解，这是因为进食后胃酸得到了稀释，从而减轻了其对病变部位的刺激。

小乐说："哎，要是我早点来医院看就好了！"他后悔莫及。

的确，如果能早点发现十二指肠球部溃疡，及时采取干预措施，那么就能避免溃疡出血的风险。这次的上消化道出血，不仅让小乐在医院住了1个礼拜，而且由于严重的失血性贫血，小乐还接受了输血治疗。

小乐的妻子向我反映，小乐经常不吃早餐，每天饥一顿饱一顿的，到了夜里，又总是想跑出去喝酒、吃夜宵，他这样做，胃肯定不会好！

一、不按时吃饭会伤害你的胃

"按时吃饭，一定要按时吃饭！"在我们很小的时候，父母总是这么叮嘱我们，但是现实生活里，又有多少人能够按时吃饭呢？

社会竞争越来越激烈，为了适应快节奏的生活，很多人不得不以牺牲吃饭为代价。正如小乐，他说自己每天8点之前必须赶到单位，自己又想多睡一会，所以在家里根本没时间吃早餐，到了单位，又很快进入工作状态，即便带了早餐，也顾不得吃了。

时间一长，养成了这种习惯，他甚至觉得不吃早餐也无所谓。但是人是铁，饭是钢，一顿不吃饿得慌。经过漫长的一夜，再加上一上午的时间，什么东西都不吃，我们的身体早已发出求救信号了："主人，快给我们点能量吧！"

为了弥补漫长时间里没有进食的饥饿感，那么我们会在下一顿吃得更多。当饥一顿饱一顿成为"家常便饭"的时候，健康也会受到威胁。

作为消化内科医生，我总是叮嘱患者，一定要按时吃饭。不按时吃饭首先会伤胃。在漫长的人类发展过程中，我们和胃早已形成了默契，到了要吃饭的时候，胃会分泌更多的胃酸，等待食物来临，以便更好地搅拌和研磨食物。但如果你突然改变这种节律，任凭胃酸怎么分泌，你就是不按时吃饭，可想而知，胃黏膜直接暴露在胃酸里，被损伤的风险自然会很高。

所以，不按时吃饭的人，很容易罹患消化性溃疡、慢性胃炎等胃及十二指肠疾病。

二、不按时吃饭会让你变得更胖

有些人不按时吃饭，是想少吃一顿，让自己饿瘦一点。但很遗憾，我要告诉大家的是，不按时吃饭真不是减肥的捷径。相反，不按时吃早餐，不仅不会让你变瘦，反而会让你变得更胖。

前面说了，在饿了很长时间之后，由于饥饿感的驱使，会让人下一顿吃得更多。同时，由于饥饿感的驱使，还会让人进食更多的高脂肪食物，至于蔬菜、水果和粗粮，则会被饿得发晕的我们抛弃在一边。但恰恰是高脂肪食物，更容易让我们变胖。

一胖毁所有！肥胖不仅让你失去本该拥有的颜值，还会让你的皮肤蜡黄，整个人看起来无精打采。更糟糕的是，肥胖还会增加很多疾病的发生风险，比如 2 型糖尿病、冠心病、高血压和癌症。

三、不按时吃饭会伤害你的胆囊

我们的肝脏分泌胆汁，但是胆囊是储存胆汁的部位。只有在胆囊收缩的时候，胆汁才能被排出去。那么，何时胆囊会收缩呢？那就是在进食的情况下，食物是最好的刺激剂，面对食物的诱惑，小肠内分泌细胞会分泌胆囊收缩素，其经血流至胆囊，刺激胆囊收缩，从而使胆汁排出。

对于不按时吃饭的人，胆汁长时间被储存在胆囊里。胆汁里含有胆盐、胆色素、胆固醇、卵磷脂、钾、钠、钙等物质，时间长了，胆汁总是不能被排出去，就会造成胆汁淤积。再过一段时间，淤积的胆汁逐渐会有胆固醇结晶析出，最终形成胆囊结石。

四、不按时吃饭会降低你的免疫力

不按时吃饭，身体就无法得到能量补给。无论你做的是脑力劳动，还是体力劳动，能量都是最重要的后勤保障。在饿得发晕的情况下，你的工作效率很容易大打折扣。

当我还在医学院读书的时候，班里一位女生突然晕倒在实验室里，把所有人都吓了一跳。后来我们才知道，这名女生经常不吃早餐。那节实验课，我们一直站着做实验，需要大量的体力，能量的消耗大于输入，就会有发生低血糖的风险。

所以，当我们还是学生的时候，老师就总是叮嘱我们："要按时吃饭，一定要按时吃饭！"作为医生，如果你自己都有一身的坏习惯，又怎么能说服患者保持良好的生活习惯呢？

不按时吃饭让我们的身体缺少能量，不仅容易诱发低血糖，还容易导致免疫力下降。人在虚弱的时候，空气里那些看不见的微生物就会乘虚而入。

五、什么是按时吃饭

按时吃饭是在漫长时间里，我们与身体之间形成的约定。到了该吃饭的时间，不用身体提醒你，你也会去吃。

一日三餐，任何一餐不吃，都是不按时吃饭。虽然一日三餐都吃了，但是早餐拖到中午吃，午餐拖到晚上吃，晚餐拖到夜里吃，这同样是不按时吃饭。

古往今来，一日三餐均被认为是最符合规律的进食方式。这是因为一日三餐与我们平时的生活和工作作息完美融合，两餐之间间隔 4 ～ 6 小时，恰恰是胃排空需要的时间。

相对于一日三餐，如果一天只吃一顿或两顿，要么太饿，要么太撑，这样非常不利于健康。如果除了正常的一日三餐外，你强迫自己去进食四餐，甚至五餐，则很容易增加肠胃的负担。

很多人一谈到不按时吃饭，往往会怪罪于工作。但是工作再忙，也不能亏待身体，身体才是革命的本钱。所以，即使工作再忙，也要妥善安排好自己的一日三餐。

建议大家把早餐的时间安排在 7 ～ 8 点，午餐的时间安排在 12 ～ 13 点，晚餐的时间安排在 17 ～ 18 点，这样两餐之间刚好间隔 5 个小时。

⟨ 晚饭吃不对，伤胃又变胖

25 岁的小雨，最近一段时间总是有烧心、反酸和嗳气的症状。在晚上睡觉的时候，这些症状则表现得更加明显。小雨认为，这已经严重影响到了自己的睡眠，她决定到医院看看。

通过检查，我发现导致小雨种种不适的罪魁祸首其实是胃食管反流病。这是一种常见的消化系统疾病，通俗点来说，就是胃内容物反流到食管引起了种种不适。

虽然食管和胃是好邻居，但是两者的内环境是完全不同的。正常食管内的 pH 为 5.5 ～ 7.0，正常胃内的 pH 则为 0.9 ～ 1.8。由此可见，胃内的酸性成分含量更高，这主要是因为胃酸所致。

对于胃食管反流病的患者，当胃内的酸性液体反流到食管之后，就会导致食管受损，进而引起了典型的烧心、反酸和嗳气等症状。

一个 25 岁的年轻人，为何会罹患胃食管反流病呢？通过询问，我发现小雨的生活习惯并不好。她说自己在酒吧工作，每次晚饭都吃得特别晚，而且经常吃辛辣刺激性食物，甚至经常酗酒，吃饱喝足了则直接回家休息。

一、晚饭不应该吃得太晚

一日三餐要规律，晚饭最好不要吃得特别晚。比如你平时休息的时间是 23 点，那么如果你在 21 点以后才吃饭，吃完之后 2 个小时的时间，困意袭来，你就想去上床休息了。但你想过没有，仅仅 2 个小时的时间就想让胃排空，这几乎是不可能的事情。我们的胃包括 4 个部分，贲门、胃底、胃体和幽门部。贲门直接与食管下端相连；穿过幽门，下一站就到了十二指肠。

食物进入胃内 5 分钟以后，胃排空就已经马不停蹄地开始了。对于一个健康成人来说，进食后，胃完全排空的时间需要 4 ～ 6 个小时。

想想看，如果晚饭吃得特别晚，甚至是吃完晚饭直接去睡觉，那么势必会影响胃的排空，就会导致我们已经上床睡觉了，但胃排空还在进行。我们在睡觉的时候，胃的蠕动会减慢，但是还有这么多食物潴留在胃内，时间长了，能不加重胃的负担，能不伤胃吗？

到了很晚的时候，不只是大脑，身体的任何一个部位都需要休息。晚饭吃得特别晚，肠胃依旧在工作，则很容易引起睡眠障碍。

中医认为，按照昼夜节律，17～19点是脾胃经气渐衰之时。如果晚饭吃得特别晚，就很容易加重脾胃负担，引起脾胃不和。

所以在进食晚餐后，一定要留出至少4个小时的时间让胃排空。举个例子，如果你是23点休息，那么在19点之前，你就应该吃好晚饭；如果你是22点休息，那么在18点之前，你就应该吃好晚饭。

二、晚饭不应该吃得太油腻

不同的食物所需的排空时间也不同。其中，糖类所需的排空时间最短，蛋白质次之，而脂肪类所需的排空时间最长。

如果你晚饭吃得特别油腻，大量的高脂肪食物停留在胃内，要想排空它们，就更困难了。所以，如果你吃得特别油腻，就意味着你需要花更多的时间去研磨和消化它们。但是，晚饭和睡觉之间的间隔时间往往不会太长，如果你等不及胃排空食物，就去躺着休息，这种做法对胃的伤害也是可想而知的。更糟糕的是，晚饭吃太多油腻食物，还很容易诱发高血脂和糖尿病。

三、晚饭不应该吃得太饱

很多人都喜欢在晚上暴饮暴食，这是因为忙碌了一天，你会感到特别疲惫，甚至有饥肠辘辘的感觉，到了晚饭时间，饥饿驱使你狼吞虎咽。

到了晚上，很多人有应酬，各式各样的饭局上充斥着形形色色的美食，来自美食的诱惑让饥饿的你很难抵抗，一旦开吃，你很有可能会吃得太饱。

很多人工作压力特别大，长期身处巨大的压力之下，我们身体里的皮质醇等激素分泌会增多，这些激素会进一步增加你的饥饿感，让你对吃充满兴趣。有研究发现，压力状态下，皮质醇分泌增多会产生胰岛素抵抗。在这种情况下多吃，不仅会增加肠胃负担，人还更容易肥胖，这也就是人们所说的"过劳肥"。

四、不吃晚饭可以吗

很多人认为吃晚饭会增加体重，所以他们往往不愿意吃晚饭。不吃晚饭，看似可以减轻消化道负担，又有助于控制体重，但这只是暂时现象，从长远来看，经常不吃晚饭对身体的危害会更大。

原来，我们的胃酸是 24 小时持续分泌的，正常成年人在 24 小时里，胃液分泌量为 1.5 ~ 2.5L。所以，无论你吃不吃晚饭，其实胃酸都会分泌、产生。

不吃早餐，让胃黏膜直接暴露在胃酸里，时间长了，胃黏膜就会受伤，出现胃炎甚至是胃溃疡。那么不吃晚饭呢？同样的道理，我们中午进食的食物到了晚上已经被完全排空了，没有食物中和胃酸，你又不吃晚餐，可想而知，胃黏膜再次暴露在胃酸里，所以胃还是容易出现问题。因此，晚饭吃太多不行，可是一点都不吃也不行。还有研究发现，不吃晚饭还会影响我们大脑的功能。这是因为不吃晚饭、饥肠辘辘可能会导致低血糖的发生，缺少能量就会让大脑反应迟钝，甚至会影响你的睡眠。

长期不吃晚饭，看似能够减肥，其实并不一定。不吃晚饭，经过漫长的一夜，我们变得更加饥肠辘辘，食欲更好，于是到了第二天，我们会吃得更多，以此弥补昨晚的缺失。所以，经常不吃晚饭不仅不会减肥，还有可能增重。

五、吃晚饭的正确做法

吃晚饭的正确做法既不是吃太饱，也不是一口都不吃，而是吃个七分饱就可以了。

不仅不能吃太饱，晚饭也不宜吃得太过油腻，建议晚餐尽量选择优质蛋白质 + 膳食纤维，比如可以选择鱼肉等瘦肉、牛奶、鸡蛋、豆制品（选择其中 1 ~ 2 种即可）+ 适当的蔬菜、粗粮、水果（选择其中 1 种即可）。

同时，晚饭不要吃得太晚，这样能留足够的时间让胃排空。早点吃晚饭，你还可以在饭后半小时以后出去走一走，适当动一动，这样更有利于肠胃的蠕动。

老胃病治不好，三分靠治，七分靠养

"怎么又是你？"望着小刘，我问。我真不知该对他说些什么，整整半年的时间里，他已经找我看了4次病了，每次都是因为十二指肠球部溃疡。随着时间的推移，小刘越来越没有信心，他问我："医生，我的胃病是不是治不好了？"

我曾不止一次地对小刘说过，胃病三分靠治，七分靠养。不要小看胃病，它与我们日常的生活习惯息息相关。药物能治疗胃病，却不能预防胃病复发。如果不能保持健康的生活习惯，那么在停药后，胃病会很快卷土重来。

可是说起来容易做起来难。每次我都语重心长地告诉小刘："你才30岁，以后的路还有很长，你不为自己着想，也该为老婆、孩子想想。像你这样，胃病发作了到医院开点药，等到不痛了，就好了伤疤忘了疼，想怎么吃就怎么吃，想怎么喝就怎么喝，你这样做，胃病是不可能好的。"

我说得可是一点都没错。每次给小刘开完胃药后，我都给他打了预防针，告诫他回去不要喝酒，不要吸烟，更不要吃那些辛辣刺激的食物，要对胃好一点。

小刘嘴上说好，但是出了医院的大门，就把一切都抛在脑后。前3次都是他的妻子陪他一起来看病，妻子说他是"五毒俱全"，抽烟、喝酒、嚼槟榔、熬夜、吃夜宵是一个都不能少。到医院医生说，回家家人骂，但都无济于事。妻子恨铁不成钢，只能默默流泪。

这一次，在门诊又看到小刘的时候，我真不知道该对他说什么好了。他用手捂着上腹部，满脸痛苦，不停地向我保证："我以后一定戒烟戒酒！"我告诉他："身体是自己的，对谁保证都没用。今天你不爱惜自己的身体，明天它就会加倍报复你。"

一、养胃很难吗

事实上，在门诊我经常能碰到像小刘这样的老面孔。很多人1年、2年，甚至在更长的时间里都饱受胃病的困扰。很多胃病属于慢性病，治起来容易，可是一直保证不复发就有点难了。

比如很多胃食管反流病的患者总是感到反酸、烧心，吃了药能好，可是药一停，很快就又不行了。在漫长的时间里，患者总是饱受胃病反复发作的困扰，生活质量也大打折扣。他们常常问我："医生，药是不是不能停了？"

我告诉他们："不是药不能停，而是你们根本就没有找到正确的养胃方法，我们的胃最容易受伤，不妨扪心自问，你每天真的管住嘴了吗？"

我们进食辛辣刺激性食物，这些食物进入胃内，直接刺激和损伤我们的胃黏膜；我们进食的时候狼吞虎咽，大量的食物一股脑儿全部涌进胃里，很多大胃王常常为自己的好胃口感到自豪，认为能吃就是福，却不知道胃在接纳大量食物的时候早已叫苦连连、不堪重负了；还有那些平时不爱喝水，反而每天把浓茶、碳酸饮料和咖啡当成水来喝的人，这些坏习惯无不刺激着胃，伤害着胃。

单单管住嘴这一点都做不好，就更不用说其他不健康的生活习惯对胃的影响了。

所以，养胃难，难的不是一天、两天去养，而是在胃病得到控制以后，接下来的每一天都要保持健康的生活习惯，尽量减少对胃的伤害。这样做，对很多人来说无疑是困难重重。

二、科学养胃，绝不能盲目相信偏方

很多老胃病患者认为西药不良反应太大，而且治标不治本，便开始急病乱投医。他们往往轻信某些偏方能治好胃病，于是不惜花重金去拜访各位江湖游医，目的就是寻得偏方。但是这些偏方真的有用吗？当然没有用，很多偏方往往都是各种药物的大杂烩。有些偏方因为添加了止痛药或激素，误打误撞让患者感觉不再疼痛，于是对偏方更是坚信不疑，认为其能治好胃病，却不知道随着时间的推移，这些偏方里的成分只会把胃伤得更深。

也有很多人，虽然并不迷信那些游医所开的养胃偏方，却迷信各种食疗偏方。比如一天三顿都要喝小米粥；比如只能吃素，不能吃肉；比如不能碰吃起来很酸的食物。相对于养胃的药物偏方，食疗偏方更受人推崇，但是长期这样做，其实并不能养胃。

对于胃不好的人来说，饮食上一定不能太过于极端。像上面这些食疗偏方，仔细看一看，其实都属于过于极端的食疗，它们不仅养不了胃，还会伤胃。

相对于单一的食物种类，我们的胃其实更喜欢丰富的食物种类。因为单一的食物能提供的营养太少，而且长期处理同一种食物，会让胃变得更懒，所以对于那些一天三顿都要喝小米粥的人，也要小心时间长了胃病容易找上你。

只吃素食，导致优质蛋白的摄入减少，长期这样吃不仅不能满足身体对营养的需求，蛋白质的缺少还会减弱胃黏膜的修复功能，反而容易诱发胃病。

吃起来很酸的食物，其 pH 并不一定很低。进入胃内的酸性食物，并不一定会诱发胃酸的分泌增多。很多人认为，进食酸性食物不仅伤胃，还会导致血液里的酸性物质增多，这完全是无稽之谈，毕竟吓死人不偿命。

三、养胃要慢慢来，科学的方法学起来

胃病绝不是在一两天的时间里形成的。胃病从无到有，从轻到重，中间会有一个漫长的过程。既然是慢性胃病，那么养胃也应该是慢慢来，中国有句古话叫"欲速则不达"。

那么，究竟怎样做才是最科学的养胃方法呢？

心态一定要好。人的肠胃特别敏感，不良的情绪会直接影响它们的舒适度。那些一天到晚总是焦虑、抑郁、悲伤、暴躁、怒不可遏的人，往往更易罹患胃病。这是因为情绪的波动太大容易引起我们的胃酸分泌失调，也会削弱我们的胃黏膜屏障。有句话说得好，笑一笑，十年少！开心是一天，不开心也是一天，多听听音乐，多和家人及朋友谈谈心，多去外面的世界看一看，多亲近一下大自然，你会发现心情愉悦了，胃病带来的烦恼也就更少了。

一日三餐要规律。早上要吃好，像鸡蛋、牛奶、豆浆、各种面食、米粉、蔬菜、水果等都是不错的选择。早餐的种类可以丰富一点，但最好不要吃油炸食品，比如油条和油饼，因为空腹吃油炸食物很容易伤胃。中午适当多吃一点，主食选择面食或者米饭都可以，但不要总是吃精米细面，可以适当加点粗粮；午餐也可以吃肉，但要吃瘦肉，不要吃肥肉，更不要吃腌制和熏制的肉；炒菜的时候最好选择植物油；除了肉之外，还可以搭配绿色蔬菜、萝卜、西红柿、土豆、豆制品等食物，这些都是不错的选择。至于晚餐，则要少吃一点，

尽量不要给肠胃太多的负担，同时晚上要尽量以清淡食物为主，避免进食太多过于油腻的食物。

戒烟戒酒；不要喝太多碳酸饮料、浓茶和咖啡。

饭后不适合立刻运动，因为这个时候大量的血液聚集在胃的周围，剧烈运动则很容易导致血液重新分布，进而影响胃的消化功能。但是，饭后也不能立刻躺着，因为大量的食物还在胃里被慢慢排空，躺着会导致食物更易反流到食管里。除了躺着，饭后坐着或站着都可以，但如果要运动，最好选择饭后休息1个小时之后再运动。

幽门螺杆菌：我可以制造生化炸弹

自从幽门螺杆菌被发现以来，很多人一直在质疑它的破坏力。幽门螺杆菌不过只是一种小小的细菌，它对胃真有那么大的伤害吗？

我常常把幽门螺杆菌称为"恐怖分子"。幽门螺杆菌最主要的传播方式就是口-口传播，通过这种传播方式，幽门螺杆菌来到胃。对于一个"恐怖分子"而言，它不可能通过和平谈判的方式来获得栖息之地，幽门螺杆菌使用的方式其实非常暴力，即拿出"武器"逼胃就范。幽门螺杆菌的武器就是鞭毛，它依靠鞭毛可以与胃黏膜表面的黏液层发生亲和性吸附，你可以理解为章鱼的爪子抓住猎物之后不会再轻易松开，幽门螺杆菌正是如此，它依靠鞭毛牢牢地黏附在胃内，并且可以自由移动。

也有人会问："幽门螺杆菌虽然黏附在胃内，但它一定致病吗？"

事实证明，对"恐怖分子"抱有幻想，其实就是对自己愈加残忍。

幽门螺杆菌不仅能黏附在胃内，随着时间的推移，它还会产生巨大的破坏力。依靠鞭毛，幽门螺杆菌强行逼胃就范。在胃内生存的过程中，它开始干着"恐怖分子"最常干的一件事，就是制造威力巨大的"炸弹"。

一、幽门螺杆菌可以制造生化炸弹

幽门螺杆菌可以制造不同类型的生化炸弹，它将这些炸弹埋藏在胃里，就像"恐怖分子"可以把炸弹放在地铁站、火车站、地下商场、停车场里一样，最终的目的都是引爆，造成损伤。

幽门螺杆菌产生的两种最厉害的生化炸弹，一种是空泡细胞毒素（VacA），一种是细胞毒素相关基因 A（CagA）。空泡细胞毒素可以直接使胃黏膜损伤、抑制胃黏膜上皮损伤的修复、干扰细胞信号转导、引起细胞凋亡；至于细胞毒素相关基因 A 则可以使细胞空泡化，阻碍胃黏膜上皮的修复，破坏胃黏膜的微循环，从而引起一系列胃及十二指肠疾病。

除了空泡细胞毒素和细胞毒素相关基因 A 外，幽门螺杆菌还可以产生尿素酶，这是另一种生化炸弹。很多人不知道尿素酶的作用，但对于幽门螺杆菌来说，尿素酶至关重要，只有依靠尿素酶，幽门螺杆菌才能把身体里的尿素分解为氨和二氧化碳。很多人曾一直怀疑，在胃酸如此强大的情况下，幽门螺杆菌是如何在胃内生存的？答案就是它依靠的是尿素酶产生的氨。氨能够中和幽门螺杆菌周围的胃酸，从而创造出有利于幽门螺杆菌生存的环境。

尿素酶对胃黏膜上皮还有直接的毒性作用，同时还可以诱导白细胞介素 6（IL-6）和肿瘤坏死因子的分泌，这些细胞因子最终会导致胃防御屏障减弱，降低其对胃酸、胃蛋白酶及细菌致病因子的抵抗作用。

为了加大对胃的破坏力，幽门螺杆菌还制造了过氧化氢酶、蛋白酶和磷脂酶。过氧化氢酶相当于幽门螺杆菌的铠甲，这让它在伤害别人的时候又保护了自己；蛋白酶相当于幽门螺杆菌的军用匕首，幽门螺杆菌用它切开胃黏液层，破坏胃黏液层的完整性，让胃黏膜更易被胃酸和胃蛋白酶损害；磷脂酶相当于在伤口上撒盐，让胃黏液层进一步被破坏。

二、幽门螺杆菌会导致哪些胃病

熟悉了幽门螺杆菌的致病机制，你就很容易了解其实幽门螺杆菌最大的破坏力在于使用生化炸弹破坏胃黏膜屏障。这好比一个防御的城楼，当城门打开的时候，意味着一切的防御都如同泡沫，大军涌入，城里手无寸铁的老百姓只能任人宰割了。破坏了胃黏膜屏障，胃黏膜就会暴露在胃酸里，胃酸会直接腐蚀胃黏膜，于是诱发胃病自然也不在话下了。

幽门螺杆菌会导致慢性胃炎的发生。大量的研究发现，幽门螺杆菌是导致慢性胃炎最重要的病因。根除幽门螺杆菌之后，对于减轻胃的炎症大有帮助。慢性胃炎又分为慢性非萎缩性胃炎和慢性萎缩性胃炎，后者属于癌前病变。研究发现，对于合并幽门螺杆菌感染的慢性萎缩性胃炎，根除幽门螺杆菌甚至可以对其起到逆转的效果，即让慢性萎缩性胃炎转为慢性非萎缩性胃炎，从而降低了发生胃癌的风险。

幽门螺杆菌会导致胃及十二指肠溃疡的发生，根除幽门螺杆菌可以加速溃疡的愈合和预防溃疡的复发。80% 的胃溃疡合并幽门螺杆菌感染，95% 以上的十二指肠球部溃疡合并幽门螺杆菌感染。如果胃内有幽门螺杆菌而不去根除，那么胃及十二指肠溃疡复发的概率会很高。目前医学界的观点是，只要合并幽门螺杆菌感染的胃及十二指肠溃疡，都必须进行抗幽门螺杆菌治疗。

幽门螺杆菌会导致胃癌的发生。早在 1994 年，世界卫生组织就已经将幽门螺杆菌列为一类致癌源了。一方面是因为幽门螺杆菌制造的生化炸弹直接或间接参与了胃癌的发生；另一方面是因为幽门螺杆菌诱发的慢性炎症反应导致了胃黏膜萎缩和细胞增殖发生率的增加，随着时间的推移，还可能会导致DNA 损伤及突变。

幽门螺杆菌还会导致胃黏膜相关淋巴组织淋巴瘤的发生。这是因为幽门螺杆菌可以直接刺激胃黏膜相关淋巴组织的增生，它甚至不需要制造任何生物炸弹。你可以这么理解，胃黏膜相关淋巴组织其实是与免疫有关的组织，而幽门螺杆菌是"恐怖分子"，在看到戴着头套、穿着盔甲、拿着武器的"恐怖分子"时，不用"恐怖分子"开枪，胃免疫组织出于本能反应也会发生异常增生。鉴于幽门螺杆菌与胃黏膜相关淋巴组织淋巴瘤的密切关系，对于低度恶性的胃黏膜相关淋巴组织淋巴瘤，通过根除幽门螺杆菌，甚至可以达到让其完全缓解的效果。

三、感染了幽门螺杆菌，究竟要不要治疗

针对幽门螺杆菌感染，不同的国家有不同的治疗指南。

在这些指南里，有的认为幽门螺杆菌就是"恐怖分子"，感染了幽门螺杆菌，早晚会出现胃病。那么对于胃内的这种"恐怖分子"，很多指南建议，发现了就该格杀勿论。

可也有指南表明，幽门螺杆菌的感染率实在太高了，有的人虽然感染了幽门螺杆菌，但并没有引起严重的胃病，所以没必要过度恐慌，完全可以动态观察。

但无论是杀，还是不杀，所有指南都明确建议的一点是如果感染了幽门螺杆菌，且胃镜检查提示罹患了上述 4 种胃病之中的 1 种，那么必须杀。

四、幽门螺杆菌是闯入者

幽门螺杆菌是一个闯入者，胃其实特别不欢迎这种细菌。无奈的是，幽门

螺杆菌有着长长的鞭毛，它能牢牢地吸附在胃黏膜上皮细胞上。在吸附的同时，幽门螺杆菌还能够制造形形色色的生化炸弹。所以，这个不速之客不仅是闯入者，还是名副其实的"恐怖分子"。

幽门螺杆菌的感染率非常高。据数据显示，全球自然人群中幽门螺杆菌的感染率超过 50%，平均每两个人里就有一个人可能是幽门螺杆菌感染者，这足以证明它的强大。

有些感染者是在出现明显不适症状的时候被检查发现感染了这种细菌；有些感染者并没有出现特殊的不适，只是在体检的时候意外发现了被这种细菌感染。

无论属于哪种情况，如果不去治疗，那么幽门螺杆菌将持续存在。很多人幻想着依靠自身强大的免疫力来自行清除这个闯入者。事实上，这种可能性几乎没有。不要小看幽门螺杆菌的生存能力，它能够顶住胃酸的腐蚀在胃内生存下来，这是其他细菌做不到的；也不要忽视幽门螺杆菌的致病力，它很容易导致胃肠道菌群发生改变，并且引起多种胃肠道疾病。

五、闯入者的破坏力

在很长一段时间里，很多科学家认为胃里有强大的胃酸，所以不可能有细菌存在。但是，幽门螺杆菌的发现推翻了这样的理论。胃里只有幽门螺杆菌这一种细菌吗？当然不是。研究发现，胃里的细菌种类高达 100 余种，包含 5 种优势菌门，它们分别是拟杆菌门、厚壁菌门、梭杆菌门、放线菌门和变形菌门；具体到细菌的种属，又以乳酸杆菌属、链球菌属、普氏菌属、韦荣球菌属、罗氏菌属、嗜血杆菌属、奈瑟菌属等为主。胃内细菌的种类和数量虽然比不上肠道菌群王国，但是它组建了另一个微生物王国，我们把这个王国称为胃内菌群王国。

很多人关心的是，胃内菌群是否会影响胃的健康？答案是肯定的。稳定的菌群会给胃的健康带来好处，有助于预防多种胃内疾病的发生。相反，如果胃内菌群出现了失衡，那么很容易诱发萎缩性胃炎、消化性溃疡、胃癌、胃食管反流病等胃部疾病。

在什么情况下，胃内菌群会失衡呢？那就是在幽门螺杆菌这个不速之客闯入的情况下。

幽门螺杆菌能够产生尿素酶，其在分解尿素之后就会在寄生的胃黏膜上皮细胞周围形成特殊的"氨云"，氨云让酸性环境变成了碱性环境，新的环境对于胃内菌群的土著民来说，可能是毁灭性打击。

就像是一个在海南生活惯了的人，早已习惯了四季温暖的海风，突然把他放到东北严寒的环境里，当刺骨的寒冷迎面袭来的时候，他能一下子适应这种环境吗？

所以，闯入者的到来破坏了胃内环境，让土著民失去了赖以生存的土地。于是，一场大战难以避免地在胃内展开了。

从幽门螺杆菌闯入的那一刻开始，战争就打响了。胃内菌群组建军队，发起卫国战争。遗憾的是，在侵略者强大的火力进攻下，土著民最终还是以失败告终。

六、闯入者会继续侵略吗

幽门螺杆菌在胃内稳扎稳打，快速夺得了绝对控制权，并且成为王国的主宰。从此以后，它将肆无忌惮地掠夺王国的各种资源，直到这具身体灯枯油尽的那一天。

很多人会问，侵略成性的幽门螺杆菌难道只会停留在胃内吗？它会不会也向肠道发动进攻呢？

大量的研究发现，幽门螺杆菌似乎只喜欢胃内环境，它对胃酸情有独钟，对肠道环境却不怎么感兴趣。胃对于幽门螺杆菌来说是温暖的海滨城市，肠道对于幽门螺杆菌来说就是大雪弥漫的严寒北国。虽然两个地方都有不同的风景，但幽门螺杆菌还是更喜欢温暖的海滨城市。

于是，在抵达胃以后，幽门螺杆菌便停止了前进的脚步。

然而新的研究发现，幽门螺杆菌虽然不会进攻肠道王国，但其制造的生化炸弹在胃内爆炸释放的威力也间接地影响了肠道健康。

这是因为幽门螺杆菌感染导致胃酸分泌改变，引起胃内 pH 升高，胃酸屏障减弱，同时影响肠道 pH，进而促发肠道菌群改变。还有研究发现，幽门螺杆菌可以通过黏膜共同免疫反应等机制改变远端肠道菌群。

七、闯入者，扰民了你知道吗

　　无论是胃内菌群，还是肠道菌群，都与人体健康息息相关。这些在漫长时间里停留在消化道内的菌群，它们与消化道早已建立起一种互利共赢的关系。它们的稳定，有助于预防多种胃肠道疾病。

　　闯入者的到来，不仅惊扰了土著民，还破坏了这一切的平衡，让原本平静的家园，顷刻间战火纷飞。有关闯入者与土著民的战争，其实是一场非常持久的战争，所以幽门螺杆菌的破坏力和影响力也是持久的。

　　说到这，很多人会说，既然闯入者对菌群王国的影响这么大，赶紧杀啊！

　　根除幽门螺杆菌感染需要使用抗生素，一旦使用抗生素，其实对胃肠道菌群又是一次伤害，因为抗生素是一视同仁的，不仅会杀死闯入者，也会杀死土著民。由此可见，幽门螺杆菌即便被杀灭，菌群王国同时也要付出一定的代价。所以，杀与不杀幽门螺杆菌，都会破坏菌群的稳定性。

　　鉴于此，越来越多的研究开始推荐在根除幽门螺杆菌的时候最好添加益生菌，它的作用就是减少幽门螺杆菌对胃肠道菌群造成的伤害，让抗生素在杀灭幽门螺杆菌的时候，不至于将土著菌群伤害得太重。

益生菌牙膏真能根除幽门螺杆菌吗

　　25 岁的何小姐因为口臭来就诊。与此同时，她还带来了一支益生菌牙膏。何小姐对我说，这支益生菌牙膏是她从网上购买的，是网络上公认的网红产品，好评如潮。根据商家的介绍，这种益生菌牙膏不仅能有效清除口腔里的有害细菌、清新口气，而且还能用来治疗和预防牙龈出血、龋齿和口腔溃疡，甚至具有杀灭幽门螺杆菌的作用。

　　我问何小姐："既然你已经购买了，为什么不用着试试呢？"

　　何小姐告诉我："这毕竟是从网上买来的东西，我担心商家是不是有点夸大其词，万一用了之后对身体造成不良影响，那可就得不偿失了。"

　　另外，何小姐在今年体检的时候发现自己幽门螺杆菌呈阳性。当时医生建议她服药根除幽门螺杆菌，但她只吃了 3 天药，便觉得不良反应太大，就停用了。现在听说一支牙膏就可以搞定幽门螺杆菌，她也有点不相信，所以想来咨询一下。

　　说到益生菌，很多人会说，益生菌可以添加在酸奶里，可以用来制成各种药物，但是从没听说过它可以放进牙膏里啊。

　　事实上，益生菌牙膏是最近几年才兴起的一种网红产品，很多人将其称为牙膏中的爱马仕。其实，它的制作原理很简单，就是把特有的益生菌成分加进牙膏里。但是这种网红产品真的如商家所说的那样，能治疗各种口腔疾病，甚至是杀灭幽门螺杆菌吗？

一、口腔里的菌群王国

　　没有哪个人的口腔是无菌的。口腔被称为消化道的门户，这就像打仗时的排头兵，最先冲锋陷阵的就是他们。如果口腔不健康，我们的消化道就像失去了骁勇善战的排头兵一样，也会出现各式各样的问题。口腔里含有数不清的微生物，研究发现口腔中的细菌种类超过 600 种，每毫升唾液中含有的细菌数量高达 1 亿个。但是这些细菌并非都是有害菌，有很大一部分其实是有益菌。

我们的口腔很奇妙，除了有能被肉眼看到的牙齿、舌头、唾液等，还有一个用肉眼无法看到的微生物世界。在这个世界里，两大类细菌一直在明争暗斗，这是一场没有硝烟的战争，但是战况异常激烈。

有害菌，顾名思义就是对健康有害的致病菌。如果口腔里的这类细菌太多，很容易诱发龋齿和牙周病。如变形链球菌、血链球菌、粘性放线菌、嗜酸乳杆菌、牙龈卟啉单胞菌、福赛斯坦纳菌、放线共生放线杆菌都属于有害菌。其中，变形链球菌、血链球菌、粘性放线菌、嗜酸乳杆菌会导致龋齿的发生；牙龈卟啉单胞菌、福赛斯坦纳菌、放线共生放线杆菌则是诱发牙周病的罪魁祸首。

除了有害菌外，口腔里还含有有益菌。其中，最常见的两大类有益菌是乳杆菌和双歧杆菌。常见的乳杆菌有鼠李糖乳杆菌、罗伊氏乳杆菌、唾液乳杆菌、干酪乳杆菌、嗜酸乳杆菌、发酵乳杆菌、植物乳杆菌等。双歧杆菌则主要包括两歧双歧杆菌、长双歧杆菌、短双歧杆菌、婴儿双歧杆菌、青春双歧杆菌、动物双歧杆菌等。

有益菌的存在，使得它与有害菌势不两立。有益菌通过与口腔里的有害菌竞争黏膜表面的结合位点，从而减少有害菌定植在口腔黏膜表面的机会。

除了能够与有害菌竞争生存空间，有益菌还能分泌一系列抗菌物质。这些物质包括有机酸、过氧化氢和细菌素。它们通过抑制有害菌的生长，从而让口腔里的菌群保持在一个平衡状态，避免了有害菌超标引起的口腔疾病。

既然有益菌对健康来说至关重要，那么在身体缺少有益菌的时候，能不能通过人工添加的方式补充有益菌呢？

当然可以。目前充斥在我们生活里的各种益生菌，其实就是富含有益菌的补充剂。医学界对于益生菌的定义是能够促进肠内菌群生态平衡，对宿主起有益作用的活的微生物制剂。

二、益生菌牙膏真能清除口臭吗

为了给口腔补充有益菌，一些商家开始陆续推出针对口腔问题的益生菌产品，益生菌牙膏自然应运而生了。

事实上，无论是国内还是国外，均有类似的研究。这些研究发现，人之所以会有口臭，是因为口腔里的有害菌发酵产生的挥发性硫化物所致。使用益生菌牙膏刷牙，的确有抑制有害菌生长、减少有害菌定植、降低口腔挥发性硫化物量的作用。

三、益生菌牙膏能预防龋齿和牙周病吗

口腔里的有益菌具有抑制有害菌的作用，从而能够预防因为有害菌过量生长而引起的龋齿和牙周病，这已经得到了医学界的公认。

但是每个人的生活习惯和口腔卫生情况不同，这也决定了每个人口腔里的原生有益菌含量不同，这也正是为什么有的人没有龋齿和牙周病，有的人却有很严重的龋齿和牙周病的原因。益生菌牙膏通过人为添加有益菌，的确有改善口腔菌群的作用。如果口腔菌群的结构能够更平衡、更和谐，那么发生龋齿和牙周病的概率自然会小很多。

四、益生菌牙膏能杀灭幽门螺杆菌吗

幽门螺杆菌寄生在胃内。但也有研究发现，人的口腔里同样有幽门螺杆菌寄生，而且胃里的幽门螺杆菌的来源部位正是口腔。所以，通过根除口腔里的幽门螺杆菌，便可以从源头上彻底切断幽门螺杆菌在胃内的蔓延。

虽然很多研究提示，益生菌的确具有抑制幽门螺杆菌的作用。但是这里所说的是抑制，而不是杀灭，抑制和杀灭完全是两码事。想想看，目前使用的标准的四联疗法，也就是 2 种抗生素 +1 种质子泵抑制剂 +1 种铋剂尚不能根除幽门螺杆菌，试问一支益生菌牙膏难道就能从根本上解决问题吗？

这当然是不可能的事情。所以，对于幽门螺杆菌感染者，选用益生菌牙膏辅助治疗是可以的，但不能本末倒置，更不能把所有希望都寄托在牙膏上。

五、对于益生菌牙膏的不同意见

随着益生菌牙膏的问世，很多与益生菌有关的口腔产品接连登场，比如益生菌漱口液、益生菌口香糖等。它们都和益生菌牙膏一样，打着有利于口腔健康的旗号。但问题是，它们真有这么靠谱吗？

不是对研究没有信心，而是对商家推出的产品持怀疑态度，消费者会觉得它们根本没有那么靠谱。我们在网络上搜索了一下，可以发现有不同商家生产的几十种益生菌牙膏，虽然其所含有的益生菌种类不同，但是所被描述具有的作用几乎是相同的。

有人质疑益生菌牙膏只不过是口号喊得响亮而已，实则有名无实。

商家生产、推出的益生菌牙膏里又能添加多少益生菌呢？有些牙膏连益生菌的含量都没有标注出来，又如何令人信服呢？而这些益生菌到达口腔后，能发挥作用的又有多少呢？甚至有人认为，人为添加的益生菌，即便能在口腔里定植下来，也不可能长期发挥作用，毕竟影响益生菌生存的因素太多了。这种人为补充的益生菌，不仅数量有限，而且活力不高。

六、刷牙其实更重要

有害菌的生长离不开营养，如果特别爱吃甜的食物、高脂肪的食物，吃完了又没有刷牙和漱口的习惯，这些食物残渣聚集在牙齿表面、牙缝之间，就会被有害菌分解利用。为什么有的人会有口臭？很多时候，不是口腔里的有益菌太少了，而是不注意口腔卫生，导致有害菌更多了。

相对于五花八门的牙膏，其实刷牙更为重要。如果只注意选择牙膏，不注意正确的刷牙方法，那么口腔卫生依然得不到解决，罹患龋齿和牙周病的风险同样会很高。由此可见，刷牙贵在刷，牙膏的选择倒是其次。

在刷牙的时候，一定不能本末倒置，只要注意保持正确的刷牙方式，即便使用的不是益生菌牙膏，你的牙齿依然会很好。

¿ 援兵益生菌，真能彻底消灭幽门螺杆菌吗

45 岁的刘女士忧心忡忡地说："医生，能够根除幽门螺杆菌的药物的不良反应太大了！在吃药的过程中，我不仅有口苦的症状，还有腹泻的表现。可给我开药的医生告诉我，根据我的病情，必须根除幽门螺杆菌，不然胃病是好不了的。我坚持服药 10 天，可复查发现胃内还是有幽门螺杆菌感染。"

在她看来，幽门螺杆菌实在太强大了，吃这么多药，都杀不死它，可是又不能不理它。我认真看了一下刘女士的胃镜检查报告单，报告单上写的诊断是慢性萎缩性胃炎。从医学角度出发，慢性萎缩性胃炎是一种癌前病变，幽门螺杆菌感染是其最主要的病因。由于有转变为胃癌的风险，所以在确诊慢性萎缩性胃炎合并幽门螺杆菌感染后，最好的治疗方法就是根除幽门螺杆菌。

刘女士目前主要面临两方面问题。一方面是对于幽门螺杆菌感染不能置之不理，另一方面是首次根除治疗已经失败，下一步究竟该怎么办呢？

刘女士有了新的要求："医生，能不能不要吃那么多药？能不能给我开点不良反应小的药？你知道 4 种药物联合治疗，我每天要吞多少药片下去吗？"

作为消化内科医生，我当然知道刘女士说的这些问题。但是，由于抗生素耐药形势严峻，传统的三联组合根除幽门螺杆菌的成功率大大降低，为了降低抗生素耐药性，提高幽门螺杆菌的根除率，目前国内主流根除幽门螺杆菌的方案是四联组合。

四联组合，就是 2 种抗生素 +1 种质子泵抑制剂 +1 种铋剂。它的优势是提高了幽门螺杆菌的根除率，缺点是不良反应增大了。

对于刘女士这种首次根除已经采用四联组合但失败的患者，第二次治疗该使用怎样的方案？而且她服用四联组合药物产生了一定的不适，该如何减弱药物的不良反应呢？这些都是难题。

反复权衡后，我给刘女士重新制订了根除幽门螺杆菌的方案——五联组合。

一、援兵益生菌的加入

当第一次四联组合治疗失败后，寄生在胃内的幽门螺杆菌开始张牙舞爪、不断叫嚣，它们使用自己的语言在胃内宣示绝对霸主地位，告诉土著和失败的四联军队，不服就来挑战！

曾经的四联军队早已在远征路途中溃不成军。为了第二次远征的成功，人类开始征集新的作战部队，这些被胶囊或糖衣包裹的战士，在胃内释放的时候会变成千军万马，向着幽门螺杆菌构筑的坚固城堡英勇冲击。

五联联军，其实是在四联的基础上加用了一种益生菌，我们可以将其称为援兵。

说到这，很多人会问："有益菌不是肠道王国的主宰吗，难道它也能穿过边境线，对远在胃内的幽门螺杆菌进行打击吗？"

很多人对胃内的菌群有误解，他们认为只有幽门螺杆菌才能在胃内生存下来，其实这是不对的。在我们的肠道内有菌群王国，在我们的胃内同样有相应的菌群王国。胃内的酸性微环境不利于大多数细菌生长，所以只有对胃酸有抵抗力的细菌才能在胃内生存下来，像乳酸杆菌、链球菌、葡萄球菌。由于这些细菌能够耐受胃酸，所以它们栖息在胃内。我们今天重点要说的就是乳酸杆菌。

乳酸杆菌耐酸。起初我们了解乳酸杆菌是从肠道开始的。在肠道菌群里，乳酸杆菌大名鼎鼎、威名远扬，有关它的英雄传说数不胜数。其实在胃内菌群里，同样可以找到乳酸杆菌的身影。

相对于入侵的幽门螺杆菌而言，乳酸杆菌是胃内的土著民。对于强敌来犯，乳酸杆菌可以通过分泌乳酸和抗菌肽类物质来抵御强敌。乳酸杆菌还可以调节身体的免疫系统，从另一方面抑制幽门螺杆菌的破坏作用。

遗憾的是，幽门螺杆菌的致病力实在太强大，所以即便胃内有乳酸杆菌，也时常拿它无能为力。这个时候，所有人的目光都投向了联军。

二、联军的格杀勿论

胃内乳酸杆菌的存在，让科学家发现了使用益生菌治疗幽门螺杆菌的可能性。于是，越来越多的医生在选择四联疗法的时候，会额外添加一种益生菌。

原来，四联疗法里的药物虽然能够治疗幽门螺杆菌，但常常格杀勿论，有时候把对身体有益的细菌也杀掉了。

四联疗法里的质子泵抑制剂虽然有抑制胃酸的作用，但也可能引起胃内菌群的紊乱，因为当胃酸减少的时候，有害细菌更易在胃内定植。除此之外，质子泵抑制剂还有可能导致恶心、胀气、腹泻、便秘、上腹痛、皮疹等症状出现。

四联疗法里的两种抗生素虽然能够杀灭幽门螺杆菌，但也会对胃内健康的菌群和肠道内的菌群造成损伤，它们奉行的理论是格杀勿论。一旦肠道菌群失衡，将会出现抗生素相关性腹泻，甚至是假膜性小肠结肠炎的发生。

四联疗法里的铋剂可以保护胃黏膜，抑制幽门螺杆菌。但由于铋属于重金属，所以有可能导致肝肾损伤、皮疹、便秘、腹泻、黑便等不良反应的发生。

就像找我看病的刘女士，她在服用四联组合的时候出现的口苦和腹泻反应，其实就是药物的不良反应。药物的不良反应会导致患者的依从性下降，他们可能无法坚持持续用药。但是，半途而废会导致幽门螺杆菌根除失败。

援兵益生菌的加入，其实有助于减少这些不良反应发生的风险。举个最简单的例子，当抗生素导致肠道菌群失调的时候，及时补充益生菌，有助于减少这些不良反应发生的风险。

三、单枪匹马作战行不通

既然益生菌能够用来治疗幽门螺杆菌感染，而且还不会引起不良反应的发生，为什么还要选择五联组合，而不直接选择益生菌呢，这不是多此一举吗？

有人说，既然益生菌这么好，为什么不能单枪匹马挑战幽门螺杆菌呢？

事实上，相关的研究同样有很多，然而科学家发现，益生菌虽然可以用来治疗幽门螺杆菌感染，但它的作用主要是抑制，而不是彻底杀灭。

你可以这么理解，两军交战，作为援兵的益生菌只是保证了后勤，它是援兵，并不是主力，如果不使用四联组合，只是让益生菌单枪匹马作战，是拿幽门螺杆菌无能为力的。所以弄清了这个概念之后，你就该知道在使用四联组合根除幽门螺杆菌的时候加用益生菌是保证后勤，让联军提高作战的效率。

也有研究指出，当幽门螺杆菌被成功根除后，身体里并不会产生永久的免疫力，在之后的漫长时间里同样会有再次感染的可能。这是因为幽门螺杆菌是个变色龙，当其被击败的时候，便易容成为另一个模样，却依旧潜伏在胃内，等待机会伺机暴发。但是，如果胃内的有益菌足够强大，是可以识别易容后的幽门螺杆菌，并将其彻底清除的。所以，补充益生菌还可以降低幽门螺杆菌复发的风险。

╱ 呃个不停，是不是胃出了问题

33 岁的马小姐总是打呃。从昨天晚上开始，她已经持续打呃整整一个晚上了，害得自己整晚都没睡，早上起来还是没好，只能到医院就诊。

很多人认为打呃就是打嗝，其实这是两种完全不同的症状。打呃是呃逆。人之所以会呃逆，是因为膈肌痉挛，空气被迅速吸进肺内，两条声带之间的裂隙骤然收窄，从而发出了奇怪的呃声。打嗝则是嗳气。很多人都有这样的经历，刚吃完饭或者刚喝完饮料后，会忍不住嗝一下。这是因为食物或饮料会产气，我们在反复吞咽的时候无形中也吞入了大量的气体，这些气体从胃逆流到食管里，再通过口腔嗝出来。其实，打嗝是一次排气过程，医生管这个过程叫作嗳气。

偶尔发生的呃逆和嗳气，因为它们来也匆匆、去也匆匆，所以并不影响我们的生活。出现呃逆和嗳气，大多数人的第一反应就是吃太撑了。可如果你根本没有吃太多，又总是经常出现呃逆或嗳气，这个时候就会担心是不是身体出了问题。

一、经常嗳气，需要警惕哪些疾病

如果只是偶尔嗳气，特别是在狼吞虎咽、进食大量产气食物，或者是喝碳酸饮料、喝啤酒之后出现，那么你无须过于担心。对于饮食所致的嗳气，改变饮食习惯即能有明显的好转。如果你没有上述这些情况，却在一段时间里反复出现嗳气，那么就要警惕这可能是疾病来临了。

你需要警惕自己是不是得了胃食管反流病？因为胃食管反流病的患者，食物在其胃内滞留的时间会比较长，胃的排空也会比较迟。食物滞留在胃里，不仅会导致胃酸分泌增多，还会使胃内产生大量的气体。这些气体和胃内容物一起逆流到食管，就会出现嗳气、反酸、烧心、胸痛的表现。

你需要警惕自己是不是得了消化性溃疡？因为消化性溃疡的患者容易发生

幽门梗阻，导致胃里的食物无法及时排空，从而也会引起嗳气的发生。

你需要警惕自己是不是得了焦虑症或抑郁症？总是处于高压的环境，很容易导致情绪低落，进而引起焦虑或抑郁的发生，心理因素也会导致胃的排空功能异常，不仅容易引起消化不良，而且食物在胃里滞留的时间延长，也会引起嗳气的发生。

二、顽固性呃逆，需要警惕哪些疾病

要想更好地了解呃逆，我们首先要了解膈肌。膈肌是位于胸腔和腹腔之间的肌肉纤维结构，膈肌的主要作用是辅助呼吸。当它舒张下移的时候，胸腔空间变大，留出了足够的空间让空气进入肺内；当它收缩上移的时候，胸腔空间变小，迫使肺内的空气呼出体外。

在我们的膈肌里还存在膈神经，膈神经受大脑的支配。由于呃逆的时候是膈肌在发挥作用，而膈肌又受大脑支配，所以呃逆的幕后操作者其实是大脑。

由于膈肌收缩受大脑支配，所以如果大脑出现了异常，就很容易引起呃逆的发生，比如脑肿瘤、脑血管疾病、化脓性脑膜炎等脑部疾病都会引起呃逆。

膈神经受到刺激，反射性导致膈肌收缩，也会引起呃逆的发生，比如纵隔肿瘤、食管炎、食管癌、食管裂孔疝、胸主动脉瘤等疾病都会引起呃逆。

膈肌周围的器官发生病变，进而直接刺激到膈肌，也会引起呃逆的发生，比如肺炎、胸膜炎、心包炎、急性心肌梗死、膈下脓肿、胰腺炎、胃癌、急性胃扩张等疾病都会引起呃逆。

精神心理因素也是呃逆的诱发原因之一，比如在过度紧张、焦虑和抑郁的情况下，也容易出现呃逆。

三、如何预防嗳气的发生

嗳气是一种很常见的症状。经常嗳气的人应该做胃镜检查，以及时排除某些器质性病变，同时还要养成良好的生活习惯。

经常嗳气往往提示着胃的排空异常。所以，此类人群平时一定要进食容易消化的食物，不要总是吃太多生硬冰冷或辛辣刺激的食物。很多高脂肪的食物和甜食往往是导致产气增多的罪魁祸首，此类人群也要注意少吃这些食物。另外，经常出现嗳气的人吃饭的时候一定要细嚼慢咽，以免吞入过多的空气。

　　除了注意饮食外，在饭后半个小时以后，我们还应该出去走一走，这样做能促进胃肠蠕动，让胃更快排空。生活中不应该给自己太多的压力，学会释放压力，才能降低胃病的发生风险。对于胃食管反流病和消化性溃疡引起的嗳气，则应该积极治疗原发病。

四、如何治疗呃逆

　　对于顽固性呃逆，一定要积极寻找导致呃逆的病因，只有找到病因才能更好地进行治疗。为了查明病因，医生可能会建议患者完善胸片检查、肺部CT检查及胃镜检查。如果怀疑是中枢疾病导致的呃逆，患者可能还需要进行头部CT检查或核磁共振检查。

　　在排除器质性疾病引起的呃逆后，医生会采取哪些治疗办法呢？

　　由于呃逆的发生与膈肌痉挛有关，所以很多医生会使用让膈肌松弛的药物，比如巴氯芬。另外，镇吐药、麻醉药、抗抑郁药物、糖皮质激素等药物也都有治疗呃逆的作用。但是一定要在医生的指导下用药。

　　虽然有治疗呃逆的药物，但这些药物并不一定对所有人都有用。这个时候我们可以采取其他的一些方法来转移患者注意力，看能不能通过控制膈神经的兴奋来抑制膈肌的收缩。

　　多做几次深呼吸，也许能收到意想不到的效果；穴位按压也能控制膈神经，一般按压穴位的选择是"少商穴"，它位于拇指末端桡侧，指甲根角侧上方0.1寸；可以考虑针灸来缓解膈肌的痉挛，但需要专业的医生帮助，建议不要私自进行；很多人采用惊吓法来治疗呃逆，就是趁人不注意，猛拍呃逆者的后背，虽然这种方法有一定作用，却不适用于患有高血压和冠心病的人群。

大胃王之痛

有些职业表面看起来特别光鲜，但暗地里的痛楚是你看不到的。23 岁的小美经营着自己的自媒体账号。一个女孩会做什么，卖衣服还是教化妆？都不是，小美从事的是美食领域，她是一个吃播播主，网上的粉丝量高达 50 万。

按理说做美食领域的主播也不错，平时做做美食、享受美食、分享美食，应该是一件非常快乐的事情，可小美却无时无刻都想离开这个行业。很多次，她失声痛哭，不想再吃了，实在坚持不下去了……

别看小美每天与美食打交道，但她其实不是享受美食，而是通过暴饮暴食的方式吸引别人的关注。因为吃得特别多，所以小美还有一个外号，叫"大胃王"。

小美说，自己刚开始没吃这么多，但是网络点击量不高，收入也不高。一次偶然的机会，自己在直播的时候一口气吃下了 10 个汉堡，瞬间得到了极大的关注量和极高的打赏。从那以后，小美就开始进行这种疯狂吃播了。

这样做一两天没什么，但一两年，天天如此，试问谁的胃又能承受呢？

做吃播的小美病倒了。因为持续的腹痛，她挂了我的门诊号。她对我说："我太难受了，经常大半夜痛醒，辗转反侧怎么都睡不着，第二天又要忍着疼痛去直播，真的太难受了！"

通过检查，我发现导致小美腹痛的罪魁祸首是消化性溃疡。她不仅胃里有溃疡，十二指肠里也有溃疡，食管下段还有很多长条状糜烂，也就是说这个女孩还患有反流性食管炎。

很难想象，小美才 23 岁，食管、胃和十二指肠却都有问题。我告诉她，一定要关注自己的健康，消化性溃疡不仅会引起腹痛，还可能会导致消化道出血和穿孔，严重的甚至会危及生命。这并非危言耸听，在我接诊的患者中就有人因消化性溃疡并发严重的大出血，不得不切掉了一大部分胃；也有人因消化性溃疡并发严重的穿孔，导致了严重的腹膜炎、败血症，甚至失去生命。

一、大胃王是不是更易患胃癌

在网上搜索"大胃王"这个关键词，能看到很多大胃王吃到患胃癌，吃到吐血的新闻。先不说这些新闻是真是假，其实很多人都有这样的疑问，大胃王是不是更易患胃癌？

我们的胃是一个无法被替代的器官，它位于食管和十二指肠之间。胃的主要作用是接纳、研磨和运输食物。食物通过食管后，第一站抵达的部位就是胃。食物在胃内被研磨，借助胃的运动，食物从幽门排出，抵达十二指肠。

很多人看来，胃里有胃酸，所以胃应该特别坚强。

的确，胃酸不仅能够促进食物被研磨，还有杀菌和促进胆汁分泌的作用。但是胃酸并不是越多越好。如果一个人胃里的胃酸过多，多出来的胃酸并不会安分守己，它们会破坏胃黏膜屏障，损伤胃黏膜，从而诱发胃病。

大胃王长期暴饮暴食，过量的食物很容易增加其胃的负担，延长胃排空的时间，导致胃酸分泌更多，出现胃病的风险自然更高。

另外，大胃王在进食的时候往往是狼吞虎咽，至于食物的味道，他们从来不管。进食的时候没有细嚼慢咽，没有经过咀嚼的食物进入胃，会让胃的负担更重。

像来门诊看病的小美，她为什么会罹患消化性溃疡？恰恰是由于长期不健康的饮食习惯所致。

我们所说的消化性溃疡包括胃溃疡和十二指肠溃疡。如果胃溃疡反复发作，癌变的概率会比较高；十二指肠溃疡相对于胃溃疡来说，癌变的概率比较低。

所以，大胃王的确有出现胃癌的风险。这是因为长期不健康的饮食习惯破坏了其胃的屏障，让胃癌的发生风险增加了。

二、催吐其实并不安全

小美除了罹患消化性溃疡之外，还罹患反流性食管炎，这与她进食后的催吐有关。为了体现节目效果，在镜头上大口吃肉、狼吞虎咽，虽然赢得了满堂彩，却是以牺牲健康为代价。小美说，自己为了赚钱拼命吃东西，但是吃进去那么多东西，胃里肯定非常不舒服，没办法，她又强迫自己吐出去。

催吐真的安全吗？

当然不安全。食物抵达胃后，已经变得不仅仅是食物那么简单了。在胃内，食物与胃酸混合在一起。催吐的时候，不仅吐出了食物，胃酸也跟着食物一起反流到食管里。我们的食管非常脆弱，而强大的胃酸则会腐蚀食管黏膜，导致反流性食管炎的发生。

还有一部分患者的呕吐症状特别严重，剧烈的呕吐甚至会诱发更为严重的食管贲门黏膜撕裂，就是食管和胃连接的这个部位出现黏膜撕裂出血。

像小美这样的患者，她根本不是在享受美食，而是为了增加流量强迫自己进食，长期这么做，她会厌恶进食，甚至出现神经性厌食症。

三、胃三分靠治，七分靠养

以牺牲健康为代价的任何赚钱方法都是不可取的。如果不爱惜自己的胃，正如小美这样，即便赚到了钱，但失去了健康，又有什么意义呢？

如果不幸罹患了更严重的疾病，在网络上赚的那些钱可能还不够看病用的。

我们的胃不是铜墙铁壁，胃有神经，能感知冷暖。对于大胃王而言，长期暴饮暴食，胃不断被撑大，随着时间的推移，胃的肌肉会变得无力、弹性会变得更差。有些人外表看起来很年轻，但是总是暴饮暴食，可能用不了几年，他的胃就会变得老态龙钟了。

有些人即便确诊了胃病，吃了药好一些后，又开始肆无忌惮，这样做胃病还是会复发。就像小美，我告诉她，如果她不改变暴饮暴食的坏习惯，回去后依然做这种有点"丧心病狂"的吃播，那么她的胃好不到哪里去。

她现在虽然罹患了胃溃疡，但还是良性病变，可如果胃溃疡反复发作，时间长了，真就离胃癌不远了。

⸢ 胃癌真的会传染吗

相信很多人都看过这样的文章，其标题很醒目，如《一家三口先后罹患胃癌》。曾经有一家人在看到这样的文章后，立刻到门诊找我看病。通过询问，我了解了这家人的情况。父亲是在半年前确诊的胃癌，母亲和儿子最近都感到胃部不适，在看到《一家三口先后罹患胃癌》的文章后，顿时被吓得瑟瑟发抖，他们担心胃癌会传染，所以来到医院，想通过检查看看自己的胃到底有没有问题。

我在网络上搜索"一家三口先后罹患胃癌"这样的关键词，的确弹出很多类似的文章，但是几乎每一篇文章都没有准确的时间和地点，这到底是假新闻还是真新闻不得而知。但是作为行医 10 多年的消化内科医生，我接诊过的胃癌患者的确呈现家族聚集倾向。比如父亲罹患胃癌，儿子或女儿也确诊了胃癌；或者母亲罹患胃癌，儿子或女儿也确诊了胃癌。

由于胃癌呈现家族聚集倾向，也就是说在一个家族里可能有多人都罹患了胃癌，所以很多人担心胃癌会传染。那么，胃癌真的是一种传染病吗？

一、胃癌不是传染病

传染病是由各种病原体引起的能在人与人、动物与动物或人与动物之间相互传播的一类疾病。健康人通过直接接触已被感染的个体、感染者的体液及排泄物、感染者所污染到的物体就可以被感染相同的病原体。像新型冠状病毒感染、艾滋病、乙肝、梅毒、肺结核等疾病，都属于传染病。

判断一种疾病是不是传染病，一定要看那种疾病有没有病原体，能不能通过空气传播、水源传播、食物传播、接触传播、土壤传播、垂直传播（母婴传播）、体液传播和粪口传播等方式传给别人。

由此我们可以判断，胃癌根本不属于传染病，因为癌细胞不属于病原体。病原体是指可造成人或动植物感染疾病的微生物，包括细菌、病毒、立克次氏体、真菌和寄生虫。癌细胞更不可能通过空气传播、水源传播、食物传播、接触传播、土壤传播、垂直传播（母婴传播）、体液传播和粪口传播等方式传给别人。

说到这，很多人会有这样的疑问："医生，既然你说胃癌不是传染病，为何胃癌的发病会呈现家族聚集倾向呢？"

二、胃癌的发生与遗传有关

原来，遗传因素在胃癌的发病中发挥着至关重要的作用。早在 1998 年，科学家就在对一个含有 25 例胃癌患者的家族进行遗传学分析的时候首次发现，胃癌的发生为常染色体显性遗传，由此找到了第一个与家族性胃癌相关的基因——CDH1 基因。之后，科学家针对 CDH1 基因进行了大量深入的研究，发现 CDH1 基因突变导致其编码的钙黏蛋白表达异常是家族性胃癌发生的关键因素。

1999 年，国际胃癌联合协会最先提出了临床诊断遗传性弥漫型胃癌家系的标准：①在 1 个家系中，一级或二级亲属中至少有 2 个或 2 个以上被诊断为弥漫型胃癌，且至少有 1 位患者的发病年龄小于 50 岁。②在 1 个家系中，无论发病年龄，在一级或二级亲属中有 3 个或 3 个以上被诊断为弥漫型胃癌。

《一家三口先后罹患胃癌》，且不说这篇文章是真是假，但从胃癌的家族聚集倾向来看，出现一家三口先后罹患胃癌的事情的确是有可能的。

研究发现，10% 的胃癌患者有遗传倾向。有胃癌家族史的人，胃癌的发生率是正常人的 2 ～ 3 倍。比如著名的拿破仑家族，他的祖父、父亲及 3 个妹妹均因胃癌去世，整个家族包括拿破仑本人在内共有 7 人罹患胃癌。

三、胃癌的发生与不健康的饮食习惯有关

导致胃癌的原因非常多，遗传是一个非常重要的因素。但是也有科学家认为，胃癌的遗传必须在外部诱因的作用下、在特定的条件下才能显现出来。

怎么理解这句话的意思呢？比如在一个家庭里，父亲罹患胃癌，由于遗传因素，子女罹患胃癌的风险会比普通人更高。但是，如果子女在漫长的时间里能保持良好的生活习惯，他们是有可能终身不得胃癌的。但如果他们有

很多不健康的习惯，比如吸烟酗酒、爱吃垃圾食物、饮食习惯不规律，这些都可能成为诱发胃癌的高危因素。一个家庭里多人罹患胃癌，除了遗传因素之外，共同的饮食习惯是第二个致癌的重要因素。比如父亲爱吃腌制和熏制食物，平时摄入食盐过多，一家人在一起吃饭，母亲和子女可能也会有类似的饮食习惯。

在中国，由于特殊的风俗习惯，亲人为了表达对彼此的关心，往往相互夹菜，很少使用公筷，碗筷也几乎都是共用的；有些父母甚至通过咀嚼食物喂养自己年幼的孩子。这些都会导致幽门螺杆菌的感染风险增加。幽门螺杆菌被世界卫生组织认定为一类致癌物，它与胃癌的发生密切相关。

四、有胃癌家族史的人该怎么办

作为医生，我常常碰到两类患者。第一类患者特别关心自己的身体，家庭里有人罹患胃癌，于是他常常感到末日降临，仿佛明天自己就会罹患胃癌。他们茶饭不思，每天忧心忡忡，度日如年，甚至不停地去医院就诊，生怕哪一天胃癌就降临到他的头上。第二类患者特别不关心自己的身体，家庭里明明有多人罹患了胃癌，医生也告诉他要高度警惕，但其对自己的健康就是不闻不问。

这两类患者其实都没有摆正自己的心态。第一类患者因为过度紧张，甚至可能因此罹患焦虑、抑郁。时间长了，在巨大的精神压力压迫下，容易降低机体免疫力，诱发胃癌。第二类患者毫不关心自己的健康，却不知自己正行走在危险的边缘，他们不做检查，依然我行我素，罹患胃癌的风险当然也更高。

如果你有胃癌家族史，既不能对罹患胃癌过于担心，也不能毫不关心。

我在前面说过，并不是有胃癌家族史就一定会得胃癌，胃癌不是传染病，胃癌的发生是多种因素共同作用的结果。即便你有胃癌家族史，但只要养成健康的生活习惯，就有可能一辈子都不会得胃癌。但由于有胃癌家族史的人罹患胃癌的风险比普通人更高，所以建议你最好定期到医院检查，包括胃镜检查和幽门螺杆菌检测。

由于胃癌的发生与基因突变有关，随着基因诊断技术的进步，肿瘤遗传相关基因的常规检测成为可能。对于有胃癌家族史的人，可以考虑对 CDH1 进行基因突变筛查，如果携带了这种突变基因，那么对胃癌的预防就应该更加积极一点。

但是目前针对胃癌的预防，并没有特效药物，主要还是保持健康的生活习惯，包括戒烟戒酒，不吃腌制、熏制、高盐、油炸、霉变的食物，一日三餐规律，不熬夜，保持愉悦的心情，适当运动。另外就是定期检查，积极治疗幽门螺杆菌感染和胃癌前病变，从而把胃癌发生的风险降到最低。

慢性浅表性胃炎到底严不严重

"医生，我这么年轻就被确诊了慢性浅表性胃炎，是不是离患胃癌不远了？"29岁的小张拿着胃镜检查报告单，愁容满面地望着我说。

他之所以选择做胃镜检查，是因为两年前他的父亲因罹患胃癌去世了。从那个时候开始，小张就特别害怕。在父亲长达1年半的治疗时间里，他上网查资料，带着父亲去不同的医院寻医问诊，小张从一个医学盲，渐渐也变成了半个医生。

了解到胃癌有一定的家族遗传倾向后，小张越来越害怕，害怕有一天自己会像父亲那样，经历了巨大的痛苦，最后走向死亡。所以，他鼓起勇气到医院做了一次胃镜检查。胃镜检查报告单上写着慢性浅表性胃炎。有人说，不要忽视慢性浅表性胃炎，因为从胃炎到胃癌只有4步，即慢性浅表性胃炎→慢性萎缩性胃炎→肠上皮化生、异型增生→胃癌。也有人说，慢性浅表性胃炎的发病率实在太高了，大多数人做胃镜检查，报告单上都会写慢性浅表性胃炎，这一点关系都没有，你也可以认为它就是正常的胃。

不同的人有不同的意见，但是问题主要集中在3个方面：为什么慢性浅表性胃炎的发生率这么高？慢性浅表性胃炎会转变为胃癌吗？慢性浅表性胃炎究竟要不要治疗？

一、慢性浅表性胃炎的发生率

其实慢性浅表性胃炎是过去的诊断名称，从2017年开始，《中国慢性胃炎共识意见》中就已经没有慢性浅表性胃炎这个病名了，它的标准名称应该是慢性非萎缩性胃炎。但很多医院的医生依然习惯使用慢性浅表性胃炎这样的称呼，所以在胃镜检查报告单上，经常还是可以看到慢性浅表性胃炎这样的诊断。也有一些患者在一家医院得到的诊断是慢性浅表性胃炎，过了半年去另一家医院检查，得到的诊断又是慢性非萎缩性胃炎。其实，这不是两种不同的胃病，而是同一种。

慢性浅表性胃炎就是慢性非萎缩性胃炎，它的重点在于突出"非萎缩性"4个字。为了方便记忆，本书还是使用慢性浅表性胃炎这一称呼。

在我国，慢性浅表性胃炎的发生率很高。在进行胃镜检查的时候，有60%以上的诊断是慢性浅表性胃炎。其发病率之所以如此高，主要是因为我国是幽门螺杆菌感染的高发国家，幽门螺杆菌的感染率在60%～70%，而慢性浅表性胃炎的发病率则与幽门螺杆菌感染率相平行。也就是说，幽门螺杆菌是导致慢性浅表性胃炎最主要的病因。幽门螺杆菌的感染率越高，慢性浅表性胃炎的发病率就越高。有研究表明，80%～95%的慢性浅表性胃炎患者的胃黏膜中有幽门螺杆菌感染。

可是也有一部分患者并没有幽门螺杆菌感染，却依然罹患了慢性浅表性胃炎。这是因为人每天都需要进食，长期的饮食不规律，喜欢吃过冷或过烫的食物，喜欢吃粗糙坚硬的食物，喜欢吃腌制、烟熏和油炸的食物，喜欢吃辛辣刺激性食物，喜欢喝浓茶和咖啡，这些习惯都可能让你的胃受伤。当胃受到的攻击伤害太多，而防御修复又不够的时候，慢性浅表性胃炎自然容易发生。

二、慢性浅表性胃炎会转变为胃癌吗

虽然慢性浅表性胃炎发展到胃癌仅有4步，但是这个过程很漫长。我碰到过很多患者，10年前来检查的时候是慢性浅表性胃炎，10年以后再来检查，诊断依然是慢性浅表性胃炎。即便经过漫长的时间，慢性浅表性胃炎发展成为慢性萎缩性胃炎，但是慢性萎缩性胃炎转为胃癌的概率也仅仅为1%～3%。

由此可见，即便确诊为慢性浅表性胃炎，由于它的癌变风险非常低，所以患者也无须过于担心，只需要按照医生的建议，远离致病因素，定期复查胃镜检查即可。

三、慢性浅表性胃炎究竟要不要治疗

慢性浅表性胃炎的发病率很高，但是很多人认为患慢性浅表性胃炎的胃就是正常的胃。这是非常不正确的，医生并不会乱发报告，即便是慢性浅表性胃炎，也有它的诊断标准。在胃镜检查下，往往可以看到患慢性浅表性胃炎的胃部有黏膜红斑，有的是点状，有的是片状，有的是条状，黏膜粗糙不平；有些患者还会出现黏膜充血水肿，甚至伴有糜烂和胆汁反流。所以，如果你看到报告单上写着慢性浅表性胃炎伴糜烂、慢性浅表性胃炎伴胆汁反流，其实它们都属于慢性浅表性胃炎。

大多数慢性浅表性胃炎患者没有任何症状，只是在行胃镜检查的时候意外发现了这种胃炎，只有很少数的患者才会有上腹痛、上腹胀、嗳气、恶心等症状。

对于没有症状表现，且没有合并幽门螺杆菌感染的慢性浅表性胃炎，无须特殊治疗。

对于有症状表现的慢性浅表性胃炎，当然需要治疗，但最主要的是及时找到引起慢性浅表性胃炎的病因，比如是幽门螺杆菌感染引起的，还是胆汁反流导致的，是酗酒引起的，还是因为不健康的饮食习惯导致的。及时治疗病因，才能缓解症状，改善胃黏膜的炎症，避免向着更严重的萎缩性胃炎发展。

⌇ 胃溃疡不治也能好吗

人到了 40 岁，最好做一下胃镜检查。在妻子的劝说下，40 岁的王先生来到医院进行胃镜检查。这一检查竟真的发现了问题。我告诉王先生，他的胃镜检查显示，在其胃窦这个地方有一个直径约 1cm 的溃疡，万幸的是，溃疡的形状很规则，通过活检也排除了癌变的可能。我建议王先生先积极治疗，1 个月后再来复查。

王先生却把我的话当成耳旁风，在他看来自己没有任何症状，不痛不痒，为什么要吃药呢？更糟糕的是，王先生宁愿相信网上的话，也不愿意相信医生的话。他很自信地认为，胃溃疡不治也能好，该吃吃该喝喝，啥病都能好。

自我感觉良好的王先生离开了医院。我一再叮嘱他的妻子，要多做其思想工作，一定要重视这种病，不然等出现并发症的时候会后悔莫及的。

王先生的妻子也很无奈，她说自己的丈夫就是这种牛脾气，他要是犟起来，谁的话都听不进去，撞在南墙上都不回头。

有些事，越怕就越会发生。仅仅过了 1 周的时间，王先生就再次来到医院。不过这一次与上一次的情况完全不同。上一次来医院做胃镜检查，王先生是走着来的，这一次却是救护车把他送进了急诊抢救室。

急诊科的医生喊我去急会诊。看到王先生的时候，我发现他的情况很糟糕。王先生告诉我，他拉了 3 天的黑便，整个人越来越乏力，今天早上还呕了 1 次血，然后直接晕倒在厕所里，妻子发现后赶紧拨打了 120 求助电话。

通过询问，我得知王先生回家后不仅没有服药治疗，还和朋友一起出去喝酒。就在 3 天前，他喝了足足半斤白酒，结果酒后就出现了黑便。

一、胃出血，溃疡最常见的并发症

很明显，王先生这次是出现了急性胃出血。导致出血的罪魁祸首，就是他不以为然的胃溃疡。说到这，很多人都会问："为什么没有任何症状的胃溃疡，竟会突然导致大出血呢？"

弄清胃溃疡的发生机制，你就很容易明白这一切了。

胃溃疡的发生必须满足两个条件：①胃黏膜的防御屏障被破坏；②胃酸直接腐蚀胃黏膜。有人把胃黏膜形象地比喻成屋顶，胃酸则是酸雨，在某些特殊的诱因下，比如使用伤胃的药物、幽门螺杆菌感染、精神压力增加、吸烟酗酒、不健康的饮食习惯等，导致屋顶被破坏，同时促使酸雨加量，屋顶与酸雨之间的平衡被打破，就会导致屋顶被酸雨腐蚀出特有的漏洞，这就是胃溃疡。

当胃出现漏洞的时候，不同的人感觉不同，有的人会出现明显的腹痛，有的人则一点症状都没有。其实，出现明显症状的人预后反而会更好，因为疼痛会促使患者到医院进行检查，及时的干预不仅能缓解疼痛，还能减少并发症的发生。最可怕的是后者，即一点症状都没有的患者，他们不检查、不治疗，随着时间的推移，胃里的漏洞越来越大、越来越深，当溃疡侵蚀到血管的时候，就会引爆炸弹，导致胃出血。

胃出血发生后，血液在经过肠道的时候，血红蛋白里的铁在肠道内与硫化物结合，形成了硫化亚铁，硫化亚铁会让大便呈现特有的黑色。血液在胃内与胃酸相互作用，变成咖啡色的液体，经过食管呕吐出来。所以，很多胃出血的患者会有呕吐咖啡色液体及解柏油样黑便的表现。

有些溃疡侵蚀了大动脉，这个时候的出血会更为剧烈。大量的出血甚至来不及经过胃酸和硫化物的作用，所以患者的呕吐物和大便颜色可能是暗红色，甚至是鲜红色。大出血会导致失血过多，患者会出现失血性贫血和失血性休克。

二、胃穿孔，一拖再拖的痛

屋顶受到酸雨的腐蚀，漏洞会越来越大，如果烂穿了，酸雨就会直接进入屋内。对于胃溃疡患者而言，除了胃出血之外，另外一种严重的并发症就是胃穿孔。

胃穿孔，通俗点说就是胃壁上烂出一个洞，胃内容物可以通过这个洞渗到腹腔里。发生急性胃穿孔的患者会出现剧烈的腹痛，这是因为胃内容物刺激到了腹膜，引起了腹膜炎。在触摸此类患者腹部的时候，常常能发现其腹肌特别紧张，压痛、反跳痛明显，整个腹部像是一个硬木板，医学上将这种现象称为板状腹。

碰到胃出血的患者，医生还可以对其采取保守治疗，有些患者经过保守治疗，出血能够停止。但碰到胃穿孔的患者，往往需要外科手术干预。仅仅是因为没有重视胃溃疡就要挨上一刀，付出这么大的代价，承受这么大的痛苦，试问又有谁不会后悔呢？

三、幽门梗阻和癌变

胃溃疡会导致病变周围组织明显充血、水肿，炎症还会引起幽门反射性痉挛。还有一部分胃溃疡患者，溃疡发了又好，好了又发，多次发作，在胃内形成了瘢痕，这些瘢痕组织可能会导致幽门梗阻。

幽门在哪里？胃的入口是贲门，用来接收食物；胃的出口就是幽门，食物从这里排出。可想而知，如果出现幽门痉挛或幽门梗阻，胃内的食物就无法被及时排出，大量的食物聚积在胃内，从而引起上腹部饱胀和呕吐，反复发作还会导致消瘦、脱水、电解质紊乱，甚至出现碱中毒。

如果只是单纯的幽门痉挛，通过保守治疗，症状往往能很快缓解。但如果是严重的幽门梗阻，保守治疗无效，则需要外科手术干预。

胃溃疡还有一种并发症，叫癌变，就是胃溃疡反复发作，总是不好，良性溃疡转变成了恶性溃疡。所以，如果在做胃镜检查时发现胃溃疡，医生会常规对其进行活检，目的就是为了判断溃疡是不是已经发生恶变。

如果胃溃疡已经发生恶变，则不能再进行内科保守治疗了，手术干预依然是最佳的治疗方式。

胃出血、胃穿孔、幽门梗阻和癌变，是胃溃疡的 4 种并发症。但无论哪 1 种并发症，都像 1 颗炸弹一样，一旦爆炸，威力巨大。为了预防这些并发症的发生，我们一定要好好爱护自己的胃。在发现胃溃疡的时候，应该积极治疗，千万不能像王先生这样，自信地认为胃溃疡不治也能好。有些胃溃疡患者不仅不治疗，反而继续做一些伤胃的事情，比如吸烟酗酒、一日三餐不规律、吃得很咸很油腻，这样做会更易导致并发症的出现。

⸹ 这些事不做好，你的胃溃疡好不了

2 年的时间里，4 次出现胃出血，而且一次比一次严重，第四次发生胃出血的时候，因为失血性休克，32 岁的周先生不仅接受了输血治疗，还在重症监护室里住了 3 天，医生也曾一度下达病危通知单。

事实上，周先生曾多次到我的门诊看病，每一次我都是千叮咛万嘱咐，但是医生能做的就是劝说，患者听不听又是另外一回事了。

周先生显然没听进去我说的话，2 年的时间里出现 4 次胃出血，原因都是胃溃疡反复发作。说到这，很多人会问："为什么小小的胃溃疡，就这么难好？"

胃溃疡其实是一种全球性的常见病和多发病。胃溃疡能治好吗？当然能治好。治疗胃溃疡其实并不复杂，大多数胃溃疡被发现后，通过药物保守治疗即可，经过积极的科学的治疗，胃溃疡是可以完全愈合的。但是胃溃疡同样有复发的倾向，之所以容易复发，是因为胃溃疡的发生与我们的生活习惯息息相关。

一、不杀灭幽门螺杆菌，胃溃疡好不了

幽门螺杆菌是一种寄生在胃内的细菌，这种细菌的致病能力有目共睹。幽门螺杆菌不仅容易诱发胃炎，还很容易诱发胃溃疡。

我在前面说过，幽门螺杆菌能制造生化炸弹，这些生化炸弹会对胃黏膜造成损伤。所以，胃溃疡患者都要常规进行幽门螺杆菌检测。

一旦发现幽门螺杆菌感染，必须积极根除幽门螺杆菌。因为，如果不杀灭这种致病菌，胃溃疡不仅难以愈合，而且复发的可能性也会很高。

我在门诊接诊过许多胃溃疡患者。很多人虽然发现了自己患有胃溃疡，但始终没有检测过幽门螺杆菌，也有很多人虽然有幽门螺杆菌感染，但并没有对其进行治疗，这些都会导致幽门螺杆菌这个危险因素没有被解除。

不要小看幽门螺杆菌的致病力，也不要认为幽门螺杆菌能够自发清除，更不要认为治疗胃溃疡的药就能根除幽门螺杆菌。幽门螺杆菌的治疗有统一的科学的方案，其他的方法都不能根除它。所以，别听信谣言。

二、长期服用刺激胃的药物，胃溃疡好不了

药物通过口腔，穿过食管，第一关抵达的部位就是胃。很多药物对胃都存在伤害。它们的致病机制就是破坏胃黏膜防御屏障，让胃黏膜直接暴露在胃酸下面。结果可想而知，胃酸会直接腐蚀胃黏膜，导致胃溃疡发生。

那么，哪些药物会伤害胃呢？

最常见的就是非甾体抗炎药。非甾体抗炎药，顾名思义就是不含甾体结构的抗炎药。这个家族非常庞大。1898 年，阿司匹林被首次合成后，100 多年来已有成百上千个品牌的非甾体抗炎药上市，包括阿司匹林、对乙酰氨基酚、吲哚美辛、萘普生、萘丁美酮、双氯芬酸钠、布洛芬、尼美舒利、罗非昔布、塞来昔布等。非甾体类药物能够让前列腺素合成减少，削弱胃黏膜的防御作用。在这些药物里，由于阿司匹林的应用最广泛，所以阿司匹林也是诱发胃溃疡的最常见药物。

除了非甾体类药物之外，激素类药物，比如地塞米松、甲泼尼龙、泼尼松等；抗肿瘤药物，比如氟尿嘧啶等，也都可能诱发胃溃疡。

三、长期保持不健康的生活习惯，胃溃疡好不了

很多人有长期吸烟酗酒的习惯，如果不改变这些坏习惯，胃溃疡容易反复发作。比如长期吸烟，香烟里的尼古丁等有害物质会妨碍溃疡愈合，促进溃疡复发；比如长期酗酒，酒精可以刺激胃酸分泌，同时破坏胃黏膜的防御屏障。

很多人喜欢饮用浓茶或浓咖啡，这些饮品也会刺激胃酸分泌，对于有胃溃疡的人群来说，其会导致溃疡难以愈合，更易复发。

还有很多人管不住嘴，他们的口味很重，喜欢高盐、高脂肪或辛辣刺激性食物。长期进食这些食物，也会增加胃溃疡发生的风险。

有些胃溃疡患者，虽然吃得很健康，但饮食不规律，比如经常不吃早餐，又总是喜欢吃夜宵。不规律的饮食习惯也会导致胃溃疡更易复发。

四、精神压力太大，胃溃疡好不了

我们的胃非常敏感，稍有风吹草动，就会出现过度防御的现象。胃在过度防御时，胃酸分泌会更多。精神压力太大是导致胃过度防御的常见因素。

一个人如果在一段时间里压力特别大，甚至有焦虑、抑郁的情绪，那么胃溃疡发生的风险则会很高。所以，越是开心的人，越能远离胃溃疡；越是不开心的人，反而越容易被胃溃疡找上。

想想看，有这么多诱发胃溃疡的因素，我们一个不注意，就可能被胃溃疡找上。我接诊了很多胃溃疡的患者，我发现越是得胃溃疡的人，其拥有的不健康的生活习惯就越多。要他们改变这些习惯，更是难上加难。

就像周先生，2 年内出现 4 次胃出血，主要原因就是其每次都不听医生的话，不舒服了吃 2 天药，好了就立刻停掉，药物使用的疗程不够，导致胃溃疡根本没好，这是第一个因素；发病的时候能够不吸烟酗酒，但是只要一好，马上烟酒不离手，这是第二个因素；发病的时候能注意保持好的饮食习惯，但坚持不了多久，又开始吃各种垃圾食物，这是第三个因素。

想想看，有这么多因素在作怪，难怪周先生的胃溃疡始终好不了！

我告诉周先生："你不重视胃溃疡，现在只是被胃出血找上，以后还可能有胃穿孔、幽门梗阻，甚至是胃癌找上你，任何一个并发症都够你喝一壶的了。你总是在做伤胃的事情，胃的反击也不会客气。"

有人说，胃是靠养的。的确，胃是人体重要的消化器官。但胃不是铜墙铁壁，不健康的生活习惯很容易伤害胃的健康。胃溃疡是一种多发病，得了一次胃溃疡之后，就有可能得第二次、第三次。所以，对于胃不好的人群，就更要注意养胃了。

但养胃不是让你去吃保健品，也不是让你去找一些偏方，而是找到诱发胃溃疡的原因，这些事不做好，你的胃溃疡好不了。

♩ 医生，我的胃是烂掉了吗

35 岁的宋女士在早晨起来的时候感到上腹痛，上厕所的时候发现大便变成了黑色，还总是恶心想吐，但吐又吐不出来。宋女士也不知道自己是怎么了，于是她来到医院寻求帮助。了解到昨晚宋女士曾大量饮酒，她说她自己一个人喝了半斤白酒，最后烂醉如泥，于是我建议其做一次胃镜检查。

很快，检查结果出来了，报告单上写着急性糜烂出血性胃炎。

看到报告单的时候，宋女士吓了一跳。她忧心忡忡地问："医生，我的胃是烂掉了吗？"

很多人对胃糜烂的理解是整个胃像是一个坏了的苹果，全部溃烂了。事实上不是这样的。我们所说的胃糜烂，其实是胃黏膜的糜烂。根据起病时间的不同，又分为急性糜烂出血性胃炎和慢性胃炎伴糜烂。

一、急性糜烂出血性胃炎，很急很危险

急性糜烂出血性胃炎，顾名思义，必须满足 3 点，即急性、胃黏膜糜烂和出血。正如宋女士这样的患者，在做胃镜检查的时候，医生会发现其胃黏膜有多发性糜烂、浅表溃疡和出血灶。

之所以会出现急性糜烂出血性胃炎，主要原因有 3 个，包括应激、药物和酒精。

严重创伤、大手术、脑血管意外等因素均会触发应激反应。应激就是身体出现了重大变故，继而引起了儿茶酚胺的分泌增多。儿茶酚胺包括去甲肾上腺素、肾上腺素和多巴胺。儿茶酚胺的分泌增多，可导致内脏血流量减少，胃及十二指肠黏膜缺血。与此同时，胃腔内氢离子会向黏膜反向弥散。两种因素叠加在一起，最终导致了急性糜烂出血性胃炎的发生。

药物抵达胃部以后，会直接损伤胃黏膜，并引起胃黏膜修复障碍，于是导致胃黏膜糜烂出血。你可以这么理解，很多药物进入胃内后，在与胃黏膜接触

的时候会直接咬上一口，于是被咬的部位出现了伤痕。像阿司匹林、某些化疗药物、某些抗生素、铁剂、氯化钾等均会导致胃黏膜糜烂。

高浓度酒精进入胃内后，会直接损伤胃黏膜，引起胃黏膜的糜烂、水肿和出血。就像宋女士，仅仅一次大量饮酒，她就出现了急性糜烂出血性胃炎。其实这一点都不夸张，任何人的胃都不是铜墙铁壁，任何刺激都有可能伤害到胃。

当出现急性糜烂出血性胃炎后，患者会有上腹痛、吐血、黑便等临床表现，病情严重的患者甚至会出现失血性休克。如果不及时处理，后果不堪设想。所以，急性糜烂出血性胃炎其实是一种很急很危险的病。

二、慢性胃炎伴糜烂，胃被慢慢伤害着

与急性糜烂出血性胃炎不同的是，慢性胃炎伴糜烂主要体现一个"慢"字。也就是说，胃糜烂从无到有，不是一天、两天的事情，冰冻三尺非一日之寒，慢性胃炎伴糜烂一旦形成，可能会持续存在。

导致慢性胃炎伴糜烂的主要原因是长期不健康的生活习惯和幽门螺杆菌感染。

比如长期进食高盐、霉变、油炸、腌制、熏制食物。不健康的饮食习惯，导致胃在研磨这些食物的时候，胃黏膜的防御屏障更易被破坏，胃黏膜更易受到损伤。

比如长期饮酒。即便没有发生急性胃黏膜糜烂，在酒精反复刺激胃黏膜的情况下，也会引起慢性胃炎伴糜烂。

比如幽门螺杆菌感染。寄生在胃内的幽门螺杆菌通过分泌各种有害物质，会直接损伤胃黏膜，引起胃黏膜糜烂。

慢性胃炎伴糜烂，其实是胃被慢慢伤害的过程。在进行胃镜检查的时候，医生常常能发现慢性胃炎伴糜烂患者的胃黏膜上有单个或多个糜烂灶，有的像针尖一样，有的像米粒一样，还有一些患者则是出现了胃黏膜隆起，在隆起的中央处有糜烂病灶。

慢性胃炎伴糜烂虽然不像急性糜烂出血性胃炎那么急迫，但也可能导致上腹部隐痛、腹胀、反酸、嗳气等胃肠道表现。

三、胃黏膜糜烂，能治好吗

很多人在看到胃黏膜糜烂的字眼时总是特别紧张，他们担心胃烂掉了再也好不了。

对于急性糜烂出血性胃炎，去除病因很重要。比如，积极治疗原发病、停用伤胃药物、停止饮酒，另外就是使用抑制胃酸分泌的药物和保护胃黏膜的药物。总体而言，急性糜烂出血性胃炎的治疗效果良好，经过积极治疗，患者的胃黏膜糜烂能够愈合，出血也会停止。

对于慢性胃炎伴糜烂，去除病因同样很重要。比如有幽门螺杆菌感染的患者，要积极根除幽门螺杆菌，同时还要养成健康的生活习惯，戒烟戒酒、远离垃圾食物、注意保持营养的均衡，当然也可以选择胃黏膜保护剂。经过积极治疗，慢性胃炎伴糜烂也会往好的方向发展。

所以，胃黏膜糜烂其实是一种可以治疗的疾病。我们对其既要重视，也不能太担心。

还有一些患者担心胃黏膜糜烂会转变为胃癌。对于慢性胃炎伴糜烂，特别是慢性萎缩性胃炎伴糜烂的患者来说，随着时间的推移，如果胃炎不断加重，的确有一定的转变为胃癌的风险，但也不要过于担心，因为这种可能性并不大。

∫ 胃竟然会抽筋，怎样做才能远离胃痉挛

很多人都有腿抽筋的经历，腿部肌肉突然紧绷并出现疼痛，给人的感觉就像是腿已经不属于自己了，似乎一下子被冷冻住了一样。虽然腿抽筋持续的时间不长，却让人刻骨铭心。除了腿部肌肉会抽筋之外，胃部肌肉其实也会抽筋。

36岁的杨先生在开车的时候突然出现胃抽筋，给他的感觉是胃仿佛一瞬间紧绷住了，根本不听使唤，与此同时还伴有剧烈的上腹部疼痛，就像被什么东西绞住一样，那种感觉真的太难受了。杨先生说，好在自己反应快，及时打了双闪，把车子停在了安全地带。

把车停下来之后，杨先生用手按住自己的上腹部，过了好几分钟，胃抽筋的现象才逐渐缓解下来。担心病情再次发作，杨先生急忙赶到医院。

我告诉杨先生，他所罹患的其实是胃部肌肉抽搐，通俗点来说就是胃痉挛。这种疾病只要发生过一次，就能让人刻骨铭心，因为它真的让人感觉太难受了。

一、什么是胃痉挛

胃痉挛其实是胃部肌肉抽搐，即胃部肌肉在某种因素的作用下发生了强烈收缩。有人把胃痉挛形容为胃被电击了一般。它是一种突然发生的疾病，可能在你开车、跑步、吃饭、喝酒、抽烟的时候突然出现。

出现胃痉挛时，最主要的表现是上腹部疼痛和呕吐。不同的患者对腹痛的直观感觉不同，有人感觉到的是绞痛，有人感觉到的是针刺痛，有人感觉到的是刀割痛，有人感觉到的是烧灼痛。但无论是哪种疼痛，由于发作时疼痛得很剧烈，会严重影响患者的生活和工作，以致很多患者会大喊："太难受了！要痛死了！"

剧烈的疼痛会让患者大汗淋漓、面色苍白、手足湿冷，严重者甚至会出现晕厥现象，痛到不省人事。在看到患者如此难受的时候，很多医生都会想到是

不是出现了胃穿孔的现象，但是胃痉挛与胃穿孔不同。胃穿孔会导致腹肌紧张，腹部有明显的压痛和反跳痛，医生在触诊腹部的时候会发现其像一块木板一样僵硬。胃痉挛表现的症状与体征不符合，即患者的症状很严重，但是腹部很软。

不同的患者，胃痉挛发生的频率不同。有的人一天要发作好几次，有的人好几天甚至好几个月才发作一次；有的患者疼痛持续几分钟就好了，也有的患者会痛个不停。

二、哪些因素会引起胃痉挛

能引起胃痉挛的因素实在是太多了。很多人看来，胃能分泌胃酸，所以胃应该特别强大，其实这是错误的。我们的胃拥有丰富的神经感受器，所以稍微有点风吹草动，就可能导致胃部出现一系列不适。以下 4 种因素都可能引起胃痉挛。

第一，精神心理因素。随着生活节奏的加快，很多人会感到心理压力特别大。持续的精神高度紧张很容易诱发胃痉挛。这部分患者在做胃镜检查的时候，通常不会被发现异常，医生会告诉他们只是患了胃肠功能紊乱，医学上管这种病称为胃肠神经官能症。

第二，不健康的生活习惯。养胃，其实就是预防胃病，最关键的在于养。遗憾的是，很多人把胃当成了铜墙铁壁，别说养了，他们几乎每天都在干伤胃的事情，比如经常不吃早餐、长期吸烟酗酒、经常进食生硬冰冷的食物、频繁熬夜，这些都可能会诱发胃痉挛。

第三，药物。我们的胃不仅要接纳食物，很多时候也要接纳药物。是药三分毒，很多药物都会伤胃，比如阿司匹林、氯吡格雷、某些化疗药物等。这些药物都可能导致胃酸分泌失衡，损伤胃黏膜屏障，最终诱发胃痉挛。

第四，胃器质性疾病。胃肠功能紊乱会引起胃痉挛。如果胃镜检查提示患者有明确的胃部疾病，也有可能会引起胃痉挛的发生，比如慢性胃炎、胃溃疡、胃食管反流病、胃癌、嗜酸细胞性胃炎等。

三、怎样治疗胃痉挛

出现胃痉挛的时候，患者常常会蜷缩着身体，甚至用拳头顶住胃的位置，这样做的目的是出于本能反应，达到让疼痛得以缓解的效果。

治疗胃痉挛的方法有很多，像松开腰带、轻柔腹部、用热水外敷，这些都可以减轻腹部的张力，从而在一定程度上缓解胃痉挛引起的不适。

中医药文化博大精深，中医医生会采用刮痧、穴位刺激等方法帮助患者缓解不适。

对于胃痉挛患者，一定要积极查找病因，治疗原发病是预防胃痉挛再次发作的关键。对于明确有胃溃疡、慢性胃炎、胃食管反流病的患者来说，则需要使用一些胃药，包括抑制胃酸的药物和保护胃黏膜的药物；对于胃癌引起的胃痉挛，在排除远处转移后，还需要行手术治疗。有时候为了缓解剧烈的疼痛，医生还会给胃痉挛患者使用解痉止痛类药物，比如山莨菪碱和间苯三酚。

四、如何预防胃痉挛

不健康的生活习惯很容易诱发胃病，无论是胃肠功能紊乱，还是胃器质性疾病都可能会导致胃痉挛。所以，改变不健康的生活习惯，对于预防胃痉挛至关重要。

面对来自四面八方的压力，我们应该学会释放压力。一个健康的人，不仅要身体健康，心理上也应该是健康的。

一日三餐要规律，既不要太饱，也不要太饿，因为过饱或过饿都很容易导致胃部肌肉的收缩，从而诱发胃痉挛。

细嚼慢咽能减轻胃的负担，当胃部肌肉放松时，胃痉挛的现象自然会消失。

既不要吃太冷的食物，也不要吃过烫的食物，因为我们的胃对于温度很敏感。

远离烟和酒，你会发现自己的胃会越来越好。

在正确的时间饮水，不要在饭后立刻大量饮水，因为胃液被稀释后不利于食物的吸收。

饭后不要立刻进行剧烈运动，建议休息半小时后再进行低强度的运动。

⅜ 掉下去的胃，还能再被提上来吗

"医生，我的胃掉下去了怎么办？"45岁的贺先生心急如焚地来到医院问我。

通过我的仔细询问发现，原来贺先生近段时间总是感到腹胀，于是他找了一个江湖郎中看病，郎中给他号了一下脉，就告诉贺先生，他的胃下垂了。

刚开始贺先生不理解什么是胃下垂，于是郎中就打了一个比方，说："胃本来应该在这里的，现在自己掉下去了，来到了这里，胃都不在原来的位置了，你能觉得舒服吗？"

贺先生半信半疑，总觉得那郎中的话不太靠谱，想来想去，还是认为到正规的医院检查一下才能放心。于是贺先生来到医院，挂了我的门诊号。

仅凭号脉就能诊断胃下垂？答案当然是否定的。通过进一步检查，我发现贺先生根本没有患胃下垂，他所罹患的其实是十二指肠球部溃疡。这是一种完全可以治疗的疾病，和胃下垂其实是两码事。

一、胃真的会掉下去吗

很多人对胃下垂的理解是，胃离开了原来的位置，掉到了身体的最下面。这种理解并不正确。医学上对于胃下垂的定义是胃部下垂，偏离了原来的位置，站立时胃的下缘达到盆腔。所以胃下垂不是胃的整体位置发生了移动，更不是整个胃都掉到了身体的最下面。

我们的胃不是一个游离器官，不是说它今天在腹部，明天就跑到胸腔里了。正常人的胃一直固定在上腹部这个位置。在胃的周围其实有3种力量在发挥作用。

第一种力量是横膈的位置和膈肌的活动能力。横膈是向上膨隆的薄的横纹肌，封闭胸廓下口，成为胸腔的底和腹腔的顶。膈肌则是位于胸腔与腹腔之间的肌肉纤维结构。这种力量可想而知，是固定胃上部的主要力量。

　　第二种力量是邻近脏器和相关韧带的力量。胃的周围有很多邻居，比如肝脏、脾脏和结肠。胃依靠肝胃韧带、胃脾韧带、胃结肠韧带与这些邻居形成紧密的关系。

　　第三种力量是腹肌的力量和腹壁脂肪层的厚度。这种力量主要的作用是托举。因为它们的托举，才使得胃不会因为重力往下掉。

　　3 种力量，1 个在上，1 个在中，1 个在下，所以我们的胃可以维持原状。但是情况总是在发生改变，当 3 种力量中的任何 1 种出现异常，都会导致胃不能被牢牢固定在原来的位置，于是在重力作用下，胃开始下垂。

二、哪些原因会导致胃下垂

　　膈肌的活动力降低、腹腔压力降低、腹肌收缩力减弱、胃周围的韧带过于松弛，这些原因都会导致胃发生下垂。

　　我们不妨根据具体情况做一下具体分析。

　　对于体形瘦长的人来说，更易出现胃下垂。这是因为太瘦了，导致第三种力量比较薄弱。

　　经历过分娩的女性，腹腔压力会降低，容易发生胃下垂。

　　对于幽门梗阻的患者来说，由于胃内大量食物潴留，胃的张力减弱，也会引起胃下垂。

　　罹患各种慢性疾病、长期卧床等因素，都会导致患者食欲不振、营养不良、过于消瘦，进而增加了胃下垂发生的风险。

　　即便没有上述这些因素，随着年龄的增长，胃的韧带松弛和腹肌松弛也会导致胃下垂的发生。由此可见，胃下垂其实很容易发生。

三、胃下垂会不会让人感觉很难受

　　胃的位置发生了改变，胃是不是就不能发挥作用了呢？

　　我们大可不必有这样的担心。我在前面就说过了，胃下垂不是整个胃都掉下去了，所以胃依然能发挥作用。只是胃下垂的患者有可能会出现饱胀感、消化不良、食欲不振、嗳气、腹痛和便秘等不适症状。胃下垂越严重的患者，症状就越明显，而且这些症状在站立或进食后会更加明显。

胃下垂引起的不适会长期折磨患者，让患者的精神负担增加。于是，患者不仅有身体上的不适，还出现了心理上的不适，比如失眠、焦虑、抑郁。

胃下垂引起的不适还会让患者害怕进食、不愿意进食。随着时间的推移，由于食物摄入不足，营养补给不够，还会导致患者消瘦、乏力。病情发展到这里，开始进入让人头痛的循环模式，消瘦的患者更易发生胃下垂，胃下垂又会进一步加重消瘦症状。

万幸的是，并非每一个胃下垂患者都一定会出现上述症状，不同的胃下垂患者可能有不同的表现。轻度胃下垂一般不会引起特殊不适，只有中度和重度胃下垂才会引起不适。

四、做胃镜检查，能发现胃下垂吗

中医号脉是不可能发现胃下垂的，那么胃镜检查能发现吗？同样不能。对于怀疑胃下垂的患者，最常用的检查方式是 X 线钡餐检查。

X 线钡餐检查不仅能确定患者有无胃下垂，还能确定胃下垂的严重程度。

根据站立时胃角切迹（胃小弯的最低点）与两侧髂嵴连线的位置，将胃下垂分为轻度、中度和重度。胃角切迹的位置如果低于髂嵴连线下 1 ~ 5cm，为轻度胃下垂；如果低于髂嵴连线下 5.1 ~ 10cm，为中度胃下垂；如果低于髂嵴连线下 10.1cm 以上，为重度胃下垂。

五、胃下垂的治疗与预防

对于胃下垂患者而言，一定要找到引起胃下垂的病因。如果是因为太瘦了，那么就要补充营养，增加腹部脂肪和腹肌的力量；如果是罹患了各种慢性疾病，就要积极治疗这些疾病。除了治疗原发病之外，对症治疗也很重要。比如对于腹胀明显的患者，可以使用促胃动力药；对于药物治疗不佳的严重胃下垂患者，还可以考虑手术治疗，主要是切除一部分胃，让胃的体积缩小，从而减少胃内容物的潴留，减少对胃的牵拉，让胃回归到正常的位置，不再下垂。

无论你有没有出现胃下垂，保持良好的生活习惯都非常重要。不健康的生活习惯也是诱发或加重胃下垂的主要因素。

切记不要暴饮暴食。暴饮暴食会导致急性胃扩张，引起胃潴留，加重胃的负担。胃就像一个气球一样，你喝进去一杯水，胃下垂可能不厉害，但是三杯、四杯呢？

吃饭时一定要细嚼慢咽，这有利于食物的消化，还能减轻胃的负担。同时要注意营养的均衡，不能偏食，更不能养成不规律的饮食习惯。

饭后不要立刻运动。吃饱后，胃处于饱胀状态，剧烈的运动会增加胃内压力，诱发或加重胃下垂。吃饱后，胃需要在一个安静的环境下对食物进行研磨消化。如果非要运动，建议饭后1个小时后再考虑。

⅔ 胃动力不足，怎样才能给胃加把力

27岁的金小姐最近一段时间总是有餐后饱胀感，到医院检查胃镜后并没有发现自己患什么器质性疾病。听别人说幽门螺杆菌感染会导致餐后饱胀感，于是金小姐又做了碳14呼气试验，同样没有发现任何异常。金小姐找到我，问："医生，我的胃一点问题都没有，为什么我还是有饱胀感？"

我告诉金小姐，她的胃虽然没有明显的器质性病变，但是胃的动力已经出现了异常。胃动力不足，导致胃排空的速度减慢，胃排空的时间延长，所以患者会出现稍微吃点东西就有腹部饱胀感的情况。

胃动力不足？金小姐惊讶地望着我，她不明白的是，自己才27岁，这么年轻胃的动力就出了问题，那等到四五十岁的时候，胃是不是就会彻底不能动了。

其实，像金小姐这样的患者还有很多。有些人做了很多次胃镜检查，都没有发现自己患有太大的问题，但就是有腹胀、早饱、上腹痛、上腹部烧灼感等症状，对于这些患者，一定要警惕是胃动力出现了异常。胃的动力就像汽车的发动机一样，其在运作的时候你是看不到的。

一、胃动力的来源

胃动力，其实就是胃部肌肉的收缩蠕动力，包括胃部肌肉收缩的力量和频率。正常情况下，胃依靠自身的动力能够保持一定的力量和频率进行运动。

总体而言，胃的运动主要包括容纳、研磨和输送。当食物抵达胃里后，胃舒张容纳食物，而后胃部肌肉立刻收缩，在蠕动的过程中，食物与胃液充分搅拌、研磨，并不断通过幽门进入十二指肠。整个胃的排空时间是4～6个小时。

了解了胃动力的来源，我们就很容易知道胃动力不足其实是胃部肌肉的收缩蠕动力下降。那么，又有哪些原因可以引起胃动力不足呢？

二、胃动力不足的原因

第一，心理因素。正如来看病的金小姐，其胃镜检查和幽门螺杆菌检测都没有出现异常。通过详细询问病史，我得知金小姐在一家互联网上市公司工作，她的压力比较大，尤其感觉这段时间自己在工作上力不从心。很明显，精神紧张让胃的交感神经更加兴奋，从而抑制了胃的蠕动。

第二，胃的分泌功能减弱。我们的胃不仅有运动功能，还有分泌功能。正常人每天分泌的胃液多达 1500 ～ 2500mL。胃液的主要成分是胃酸、消化酶、黏液、电解质和水。如果胃的分泌功能下降，就会导致胃液的分泌减少，其中含有的胃酸和消化酶的量也会减少，从而反射性地抑制胃的蠕动，也会导致胃的动力不足。

第三，管不住嘴。不健康的饮食习惯会导致胃不堪重负。比如暴饮暴食，这会让胃被撑得很大，不堪重负的胃很容易发生动力障碍；比如进食太多高脂肪食物，胃在排空这类食物时需要的时间更长，这也容易导致胃动力不足；比如饮食不规律，不吃早餐又经常吃夜宵，每天总是饿一顿、饱一餐，时间长了，胃动力也容易紊乱。

第四，不健康的生活习惯。我们都知道，适当运动会让胃的蠕动加快。如果每天不是坐着就是躺着，缺少运动，同样也会让胃的动力不足。长期吸烟和酗酒会损伤胃黏膜，时间长了也会导致胃的动力不足。

第五，器质性疾病。除了来自胃本身的器质性疾病以外，像糖尿病、尿毒症、感染、低钾、贫血、酸中毒等疾病也有可能引起胃动力不足。

三、胃动力不足的危害

拥有良好的胃动力，是拥有良好胃口的保障。一个人如果胃动力不足，稍微吃点东西就感到各种不适，那么这个人的胃口也好不到哪里去。

胃动力不足最直接的危害就是导致胃潴留，也就是胃排空延迟。正常人整个胃的排空时间是 4 ～ 6 个小时。而胃动力不足的人，进食后超过 6 个小时，胃里依然有食物潴留。

大量的食物潴留在胃内，想想看，会有什么后果？食欲不振、腹胀、呕吐、上腹痛、上腹部烧灼感，这些症状都是胃潴留发出的报警信号。严重的胃潴留患者的上腹部甚至有明显的膨隆，从外面就能看到胃的形状，医学界将这种现象称为胃型，其实就是食物大量潴留在胃内所致。

四、如何改善胃动力不足

很多胃动力不足的患者总是叫苦不迭，即便胃镜检查没发现什么大问题，可如果始终不能改善胃动力不足，那么时间长了，各式各样的胃病都容易找上来。

想要改善胃动力不足，首先要找到导致胃动力不足的原因。在这些原因里，最可怕的就是器质性疾病。像糖尿病引起的胃动力不足，主要是由于糖尿病损伤了胃的神经所致，这种病变往往是难以逆转的。

如果导致胃动力不足的原因不是器质性疾病，而是生活中一些不好的习惯，这个时候我们就可以通过改变不健康的生活习惯，让下降的胃动力得以恢复。

先从改变情绪开始。快乐的情绪会让胃的副交感神经更加兴奋，副交感神经能够增强胃的动力。糟糕的情绪则起到相反的效果。像金小姐这样的年轻人，更要学会释放压力，不要让压力压垮胃的动力。

少吃高脂肪食物能减轻胃的负担，从而让胃的动力得以恢复。

细嚼慢咽，切记不能暴饮暴食。在胃动力不足的时候，通过少食多餐的方式，可以促进胃的排空。

一日三餐要规律，既不能总是不吃早餐，也不要在睡前还去吃夜宵。

饭后不要总是坐着或躺着，饭后半小时适当运动一下，有利于胃肠的蠕动。

及时戒烟和戒酒，能让你的胃动力更好一点。

适当进食粗粮、蔬菜和水果等富含高纤维素的食物，有助于促进胃的蠕动。

对于没有器质性疾病的人群，通过改变不健康的生活习惯，胃动力往往能够得以改善。

如果做到了以上这些，还是不能缓解胃动力不足，这个时候我们不妨使用一些促进胃蠕动的药物。

无论是医院还是药店，能买到的改善胃动力的药物有很多，但最常用的就是多潘立酮和莫沙必利。多潘立酮又叫吗丁啉，为外周性多巴胺受体拮抗药，其可直接阻断胃肠道的多巴胺 D_2 受体，进而起到促胃肠运动的作用。莫沙必利则属于选择性 5–羟色胺 4 受体激动药，它能促进乙酰胆碱的释放，刺激胃肠道而发挥促胃肠运动的作用。

胃里长了瘤子，一定是胃癌吗

45 岁的何女士挂了我的门诊号，她拿着胃镜检查报告单，忧心忡忡地问我："医生，我胃里长了一个瘤子，是不是胃癌啊？"

我接过何女士的胃镜检查报告单，详细查看了报告单里有关肿瘤的描述。这是一个位于胃底的圆球状肿瘤，直径为 10mm，表面非常光滑，检查医生在下诊断的时候打了一个问号，并建议何女士做进一步的检查。

看到这样的诊断报告，何女士当然非常紧张。她的脑海里首先掠过的是，自己不会得了胃癌吧？越想越紧张，何女士赶紧来到医院求助医生。我劝何女士不要紧张，从她带来的胃镜检查报告单来看，其患胃癌的可能性微乎其微。

一、胃癌在内镜下的表现

胃里长了瘤子，其实无外乎两种可能，良性肿瘤或者恶性肿瘤。在恶性肿瘤里，最常见的就是胃癌。国家癌症中心的数据显示，我国每年新确诊的胃癌患者数量高达 41 万，占全球发病人数的 47%。无论是胃癌的发生率，还是死亡率，均排在恶性肿瘤的第二位。

由此可见，人们害怕自己得胃癌是不无道理的，因为无论从发生率还是死亡率来看，胃癌的占比都是很高的。

究竟患的是不是胃癌，依靠症状很难判断，因为很多时候，胃癌也可以完全没有任何症状，比如早期胃癌。要想及时发现胃癌，最佳的检查方式就是胃镜检查。

胃镜下，不同阶段胃癌的表现也有所不同。如果是早期胃癌，可能仅仅表现为局部黏膜隆起或凹陷，表面粗糙或伴有糜烂，有时候附有白苔，或者异常发红；相对于早期胃癌，进展期胃癌的胃镜下表现就比较典型了，可以有明显隆起或者凹陷的肿块，呈现特有的菜花样或菊花状，表面可有溃疡和出血。

二、胃良性肿瘤在内镜下的表现

胃良性肿瘤是对所有胃内良性肿瘤的统称，这是一个大家庭，包含的成员很多。比较常见的胃良性肿瘤包括胃息肉和胃平滑肌瘤，其他一些不太常见的良性肿瘤包括胃黄色瘤、胃脂肪瘤、胃神经纤维瘤和胃血管瘤。

胃癌的内镜下表现总结起来就是粗糙、凹凸不平、菜花或菊花样。通过这些描述，你可以大致想象出它的模样，就像一个让人毛骨悚然的异形一样，看起来就是一个大反派。

与胃癌不同，胃良性肿瘤看起来要好看很多。良性肿瘤的表面通常是非常光滑的，即便有时会有充血、出现毛细血管扩张或增生，但这依然不影响它光滑的外观。

内镜医生常常通过肿瘤外观对其做初步的判断。

查看胃镜检查报告单的时候，其实是有技巧的。如果看到对肿瘤的描述是很光滑的，而且医生在下结论的时候并没有把胃癌放在第一诊断，比如何女士的胃镜检查报告单，上面写着"胃底肿块：平滑肌瘤？"。这个时候，医生的判断往往是优先考虑良性肿瘤，胃癌的可能性很小。而昨天我接诊了一名58岁的男性患者，通过胃镜检查发现其胃窦部长了一个菜花样的肿块，诊断结论上写着"胃窦肿块：胃Ca？"。Ca就是癌的意思，是英文cancer的缩写。碰到这种情况，由于医生优先考虑的诊断是胃癌，所以患者要高度警惕恶性肿瘤。

三、病理检查：肿瘤界的福尔摩斯

单凭症状，有时候我们很难判断肿瘤是良性肿瘤还是恶性肿瘤。有人认为，良性肿瘤一定没有症状表现，其实不是这样的，很多良性肿瘤同样会导致不适，比如上腹饱胀、腹痛、恶心、呕吐和胃部灼热；也有人认为，恶性肿瘤一定会有症状表现，其实不一定，像早期胃癌完全可以没有任何症状。

单凭胃镜，无法做出准确的判断。内镜经验丰富的医生在发现胃内肿瘤的时候，大概率可以准确告诉你它是良性还是恶性。胃良性肿瘤和恶性肿瘤又有不同的分类。胃恶性肿瘤不仅包括胃癌，还包括胃淋巴瘤。患者患的究竟属于哪一种肿瘤，单凭胃镜是无法做出准确判断的。这个时候，医生需要一种更科学、更靠谱的依据——病理检查，它无疑是肿瘤界的福尔摩斯。

　　所谓的病理检查，其实就是从肿瘤上取一点组织下来，放在显微镜下进行观察。如果内镜检查看到的是肿瘤的外观，那么病理检查看到的则是肿瘤的组织或细胞。通过病理检查，可以判断胃里的肿瘤究竟是胃癌，还是胃淋巴瘤；究竟是胃息肉，还是胃平滑肌瘤。

四、良性肿瘤会转变为恶性肿瘤吗

　　像何女士这样的患者，即便告诉她肿瘤是良性的，无须太担心，她还是会非常紧张。因为她担心，即便是良性肿瘤，如果不管它，时间长了也会转变为恶性肿瘤。那么，胃良性肿瘤真有恶变的可能吗？当然有。像一部分胃息肉、胃平滑肌瘤、胃神经纤维瘤、胃神经鞘瘤，随着时间的推移，的确有恶变的可能。但是，与恶性肿瘤不同的是，胃良性肿瘤的体积比较小，发展速度比较慢，即便部分良性肿瘤有可能恶变，但是总体而言恶变的风险并不高。

五、胃里长了肿瘤，究竟要不要动手术

　　胃里长了肿瘤，究竟要不要治疗？这是很多人关心的问题。

　　如果是恶性肿瘤，当然要积极治疗，特别是恶性肿瘤在没有发生转移前，及时有效的干预可以达到根治的目的，从而延长患者的生存期，提高患者的生活质量。

　　有些患者明明已经确诊胃恶性肿瘤，却还要继续观察，他们不知道，与良性肿瘤不同的是，恶性肿瘤往往会在短时间内发生转移。所以确诊胃恶性肿瘤，越早治疗效果越好。

　　如果确诊的是良性肿瘤，患者没有任何不适，且肿瘤的直径小于 1cm，那么可以选择保守治疗，但需要动态观察。有一部分患者特别担心肿瘤会恶变，手术意愿特别强烈，此时也可以考虑手术治疗。还有一部分良性肿瘤不能完全排除是不是发生了恶变，或者为了获得明确的病理学诊断，或者其已经导致了明显的症状，或者肿瘤直径已经远远大于 1cm 时，医生会建议患者进行手术干预。

缩胃手术究竟安全不安全

22岁的小文来门诊咨询缩胃手术。在此之前，她在网络上了解了很长一段时间，对于缩胃手术的整个过程，她其实已经大致知道。但毕竟是网络上的东西，小文还是抱着半信半疑的态度，所以她犹豫了很久，这才鼓足勇气来到医院。

对于她来说，减肥已经是迫在眉睫的事情。

试问，哪个女生不爱美？但是22岁的小文，身高165cm，体重竟高达105kg。她太胖了，除了一身沉重的脂肪，她实在不知道自己哪里还有美丽可言。

因为肥胖，小文备受歧视。在学校的时候，因为又胖，成绩又差，同学和老师都看不起她。别说外人了，有时即便是家里人，也丝毫不给小文留面子，甚至还会用恶毒的语言冲小文大吼大叫："你看看你都胖成啥样了，整个一头猪！"

肥胖让小文彻底失去了自信。更糟糕的是，由于越来越胖，小文的健康也出现了问题。22岁的她，不仅血脂很高，近来的健康检查显示她的血压和血糖也开始出现了异常。医生警告她，如果再不控制体重，2型糖尿病和高血压随时都会找上她。

如何才能控制体重？在很多人看来，这并不难，不就是管住嘴、迈开腿吗？

但对于小文来说，她又何尝没努力过。为了减肥，她尝试过节食，但是在出现一次严重的低血糖反应后，她彻底放弃了。回忆起那次低血糖反应，小文依然心有余悸，她说有濒死的感觉，饥饿太难受了。小文还说，节食只会让自己吃得更多。

小文也尝试过运动减肥，但是自己太重了，小文说随着体重的增加，自己活动起来越来越困难，别说跑步了，就是走两步都气喘吁吁。试问，这样的活动量如何能减肥？一次次尝试，又一次次失败，小文最终决定通过缩胃手术控制体重。

一、缩胃手术是把胃全部切除吗

缩胃手术，其实就是用手术的方式让胃的容积缩小。目前，外科应用最广泛的缩胃方式是腹腔镜袖状胃切除术（LSG）。

外科缩胃是把胃全部切除吗？

当然不是，胃对人体很重要。没有了胃，食物将无法被研磨，我们的生活质量自然会下降。对于肥胖者来说，缩胃的目的是限制胃的容量，但是胃的功能依然是保留的。

外科医生在给肥胖者行缩胃手术的时候，只会切除胃底和胃大弯，保留大约 1/3 的胃，同时完整保留幽门。切除之后的胃变得更小、更垂直，看起来就像袖子一样，所以又被称为袖状胃。袖状胃的容量相对于普通胃来说大大减少，能够容纳的食物当然也就变少了。没有切胃之前，很多肥胖人群都是大胃王，但是变成袖状胃之后，他们不可能再吃很多东西了，因为胃的容量变小，会让人稍微多吃一点就有饱胀感，也就不会再被饥饿困扰。嘴巴管住了，体重自然也就下降了。

二、缩胃手术的优点和缺点

缩胃手术的优点是微创、术后恢复快、术后效果好。虽然存在诸多优点，但 LSG 手术同样存在一些缺点，比如术后可能会出现胃漏、胃狭窄、胃出血。其中最严重的就是胃漏，通俗点来说就是胃里的内容物通过吻合部位流到了胃以外的部位。胃漏一旦出现，平均处理周期为 6 个月。有些胃漏会发展为严重的脓毒血症和多器官功能衰竭，甚至还会危及生命。

万幸的是，以上 3 种并发症发生的概率并不高。

虽然 LSG 手术有效地控制了体重，但是从长期来看，它又有可能导致营养不良。有研究发现，LSG 手术后，患者可能会出现维生素 B_{12}、铁、钙和维生素 D 吸收不良的情况，甚至会发生难治性贫血。

由于切除了 2/3 的胃，导致残胃的容积大大缩小，胃内的压力升高，所以进食得快一点、多一点都会导致胃内容物更易反流。而且，LSG 手术容易破坏食管下括约肌的完整性，这也会加重胃食管反流。所以从长远来看，LSG 术后的患者更易发生胃食管反流病。

三、术后并发的胃食管反流病是暂时的，还是长期的

研究显示，在行缩胃手术的患者中，84.1% 的患者在术后具有持续的胃食管反流症状，仅有 15.9% 的患者报告症状缓解。鉴于缩胃手术后胃食管反流病发生的风险极高，所以它应该是缩胃手术最大的缺点。

出现胃食管反流症状，对于肥胖患者而言，这是减肥路上的第二次痛苦。第一次痛苦是切胃，第二次痛苦就是术后并发症。因为胃食管反流会导致烧心、反流、嗳气、胸痛、腹胀、吞咽困难等不适症状。另外，反流物还会刺激食管以外的器官，比如刺激咽喉部，引起咽部异物感；刺激气管，引起哮喘和慢性咳嗽。在这些症状里，最常见的就是烧心和反流。烧心表现为胸骨后烧灼感，就像往你的伤口上撒了很多辣椒面一样；反流则是胃内容物向咽部流动的感觉。

由于这些不适，很多肥胖患者在术后根本不敢吃东西。甚至在术后很长一段时间里，他们都必须服用质子泵抑制剂来对抗反流症状，以缓解食管的不适感。

四、切除的胃不能复原

作为医生，无论是建议患者服药还是手术，我都会告知他们，任何一种治疗方式都不是完美的。服药的时候，药物可以治病，但药物也可能引起一些不良反应。同理，手术可以治病，但是也可以造成创伤。

曾经有位患者问我："医生，做了缩胃手术，我瘦下来了，但切掉的胃还能不能复原？"

一定是不可能复原的。缩胃手术本身对胃来说就是一种不可逆转的创伤，这就意味着如果你接受了缩胃手术，那么你一生拥有的都只是这么一个袖状胃了。

所以，在决定进行缩胃手术之前，一定要充分权衡利弊。手术切除了胃，手术也有可能带来一系列并发症。一旦出现这些并发症，很多患者会后悔自己曾经接受了这种手术。理想很丰满，现实很骨感，但这就是缩胃手术的现状。

五、正确认识缩胃手术

我们要科学认识缩胃手术。总体而言，缩胃手术很安全，但是术后出现的一些并发症同样不能忽视。

手术本身很简单，对于一个技术娴熟的外科医生来说，完成一台缩胃手术，需要的时间并不长。但是对于减肥者而言，术后的恢复是很漫长的。

有些人认为，做完缩胃手术很快就能正常饮食了，这是不对的。进行缩胃手术后，患者的饮食会从流质过渡到半流质，再到软食，最后才是正常饮食，这个过程可能需要半年。

缩胃手术有助于控制体重，它的原理是让胃的容量变小，让减肥者稍微多吃一点就感到腹胀，因为难受，他们便能管住自己的嘴。但是随着时间的推移，当胃的功能逐步恢复的时候，他们的进食量又会慢慢多起来。进行缩胃手术后，如果你依然不控制饮食，比如每天喝碳酸饮料，这样一定是不可能瘦的。

由此可见，即便做了缩胃手术，也依然要保持健康的饮食习惯，同时还要适当运动，这样才能有理想的肥胖治疗效果。缩胃手术不是一劳永逸的，如果不注意饮食、不运动，术后很有可能反弹，导致体重再次增加。

胃切除了 2/3，你真的还好吗

65 岁的老杨坐在诊室里，他说："30 年前，因为严重的胃出血，我在广州的一家三甲医院接受了胃次全切除术。没办法，那个时候为了救命，医生说必须切胃，不切胃就得死。手术后，主刀医生告诉我，切了 2/3 的胃。"

带着 1/3 的胃又活了 30 年，原以为经过了 30 年，噩梦应该已经结束了，但这一次检查发现，新的噩梦又降临到老杨身上。

在最近半年的时间里，老杨总是感到进食后饱胀，还伴有体重下降。老杨开始没有重视这种改变，他觉得自己的胃只有 1/3，所以出现消化不良是很常见的事情。直到症状越来越严重，在家人的劝说下，老杨终于同意到医院进行检查。

事实上，在进行了胃大部分切除后，整整 30 年的时间里，老杨仅仅复查了 1 次胃镜检查，那还是 25 年前的事情。

通过这次胃镜检查，我发现老杨的残胃里长了肿块，通过胃镜对肿块进行了活检，最终的病理报告显示老杨患的是低分化腺癌。

"医生，我的胃已经切除了 2/3，为什么我还会得胃癌？"老杨特别不理解地问。他觉得自己的胃那么小，按理说胃癌的发生概率不是应该下降吗？

一、哪些情况需要切胃

要想解释老杨的问题，我们首先需要全面了解一下胃次全切除术。胃次全切除术，就是要切除很大一部分胃。一般来说，如果进行切除，外科医生会切除 2/3 左右的胃组织，也就是说留给患者的胃仅有 1/3 了。这样听起来可能有点残酷。很多人会说，能不切胃尽量不切，但是很多时候，疾病来得猝不及防，根本不会给你机会去亡羊补牢。

要进行胃大部分切除的常见病有胃溃疡、十二指肠溃疡。说到消化性溃疡，很多人会说："现在医学那么发达了，用药物治疗不就可以了吗？"

的确，对于单纯的胃或十二指肠溃疡，使用药物完全可以将其治愈。但是，如果是胃或十二指肠溃疡发生了严重的并发症，一切就没有那么简单了。

比如胃或十二指肠溃疡导致了严重的消化道出血，而内科治疗已经到了山穷水尽、无能为力的时候；胃或十二指肠溃疡诱发了严重的消化道穿孔；或是出现了严重的瘢痕性幽门梗阻，甚至是发生了癌变，在这些情况下，都可能会借助外科的干预。胃大部分切除成为治疗胃或十二指肠溃疡严重并发症的重要选择。

二、切了胃，是不是就万事大吉了

在很多人看来，既然已经挨了一刀，受了那么大的罪，甚至以牺牲 2/3 的胃为代价，那么剩下的胃应该可以高枕无忧了吧。

根本不是这样的。正如 65 岁的老杨，在行胃次全切除术 30 年后噩梦再次降临，这一次他罹患了残胃癌。

残胃癌，顾名思义，就是在剩下的残胃里出现的癌。研究发现，在胃大部分切除以后，随着时间的推移，残胃癌的发生风险也会增加，特别是术后 10 年以上的人群罹患残胃癌的风险更高。之所以出现这样的情况，是因为残胃发生黏膜萎缩的风险更高，而残胃癌就是发生在残胃黏膜萎缩基础之上的。由此可见，即便切了胃，也不一定会高枕无忧。

三、切了胃，可能引发这些并发症

手术是一把双刃剑，手术能够缓解病痛，但是也带来了一些未知的风险。正如老杨，30 年前手术拯救了他的生命，因为严重的上消化道大出血会致命，在内科治疗无效的时候，外科手术成为最后的救命稻草。

但是进行了胃大部分切除以后，残胃癌发生的风险会增加，这是一个远期的并发症，而且发生的概率还不低。

除了引起残胃癌以外，胃次全切除术还很容易导致营养不良。这是因为切除了 2/3 的胃，我们胃的容量会大大减少。胃的容量减少，不仅会让你稍微吃点东西就感觉饱了，同时有一些肉眼看不见的物质的分泌也会减少，比如胃液的分泌。一个完整的胃每天分泌胃液的量是 1500 ～ 2500mL。胃大部分切除后，胃液的分泌会减少，胃液里含有的胃酸、酶、黏液、电解质和水的分泌也会随之减少。胃液减少会导致消化吸收功能受限，于是患者还会出现贫血、消瘦等一系列营养不良的表现。

胃大部分切除后，我们会丧失幽门，失去了幽门的节制功能，胃排空得会更快。但是就胃排空而言，过慢或过快都不好。过慢会导致胃潴留，过快则会导致倾倒综合征。倾倒综合征的患者常常会出现心悸、出冷汗、乏力、面色苍白、头晕、恶心呕吐、腹痛、腹泻等表现，这是因为大量的没有经过研磨的食物进入肠道，刺激了血管活性物质和胰岛素的分泌。

没有了幽门，残胃与肠直接吻合在一起。与胃里的胃酸不同，肠道里含有的是肠液，胃酸是酸性的，而肠液是碱性的。没有了防线，肠液直接反流到残胃里，不仅会破坏胃黏膜屏障，还会导致胃黏膜充血、水肿、糜烂。

四、一定要保护好我们的胃

切除 2/3 的胃到底有多痛苦，只有当事人才知道。如果给他们一次重新选择的机会，他们一定会好好爱护自己的胃，而不是等到出现严重胃病的时候才后悔。虽然很多事都有亡羊补牢的机会，但对于健康而言，常常没有这样的机会。事实上，很多胃病只要能被及时发现，并对其采取积极治疗，是完全可以避免切胃这种悲剧的。遗憾的是，就健康而言，没有如果。

就拿老杨来说，在 30 年前的消化道大出血之前，他已经在很长一段时间里有上腹痛的症状了，但他没有重视，一拖再拖，拖到发生大出血时才到医院就诊，为了保命不得不选择手术切胃。术后 30 年的时间里，如果他重视健康，定期到医院进行复查，也许能够避免残胃癌的发生。但是事已至此，一切的假设都无济于事。

任何一个人都只有一个胃，胃对于每个人来说都是唯一的，任何器官都无法替代胃，所以我们一定要保护好我们的胃。消化性溃疡是很普通的疾病，虽然全世界每十个人里就有一个人得过这类疾病，但是如果我们能保持好的生活习惯，是完全可以降低其发生风险的。胃或十二指肠溃疡发生风险降低了，切胃的悲剧也就能够避免了。

另外，身体出现不适时一定要及时到医院就诊，不要一拖再拖，很多疾病刚开始是小病，都是由于一拖再拖才变成大病的。

⌇ 高大上的体检方式真的靠谱吗

今天在出门诊的时候，我遇到了一名 50 岁的女性患者。一进诊室门，她就直接问我："医生，你们这里有 PET-CT 吗？我想做一下这种检查。"

她为什么要做 PET-CT 检查呢？通过进一步询问，我了解到这名女性患者最近 3 个月总是感到上腹痛、腹胀，吃了很多胃药，症状却一直没有好转，再加上周围的人都说她瘦了，于是她便更加担心自己是不是得了胃癌。

她曾来过门诊一次，但是挂的是别的医生的号，当时那位医生建议她做一下胃镜检查。因为听别人说胃镜检查很痛苦，所以她打了退堂鼓。于是她到处了解还有没有其他的检查方式，这不就有人建议她去做一下全身的 PET-CT 检查。

其实，这名女患者不是第一个主动要求做 PET-CT 检查的人。我在出门诊的时候，经常碰到有患者来咨询这种检查，不知从何时开始，很多人把 PET-CT 检查当作体检选择。他们的理由很简单，PET-CT 检查能发现身体是否已经患癌，这种检查虽然很贵，却是检查中的"爱马仕"，高端、大气、上档次。

很多人在选择 PET-CT 检查的时候，往往会从头扫到脚，这样的一次全面检查，所需的费用有可能要上万元，部分经济型的 PET-CT 检查也需要几千元，不同的城市定价可能也有所不同，一般是在 5000 ~ 12000 元。

问题是，在很多人看来高大上的体检方式，真的靠谱吗？

一、揭开 PET-CT 检查的庐山真面目

PET-CT 的中文全称是正电子发射计算机断层显像。从英文简称中我们就能看出，它包括两部分，一部分是 PET，一部分是 CT。PET 是 positron emission tomography 的缩写。这种检查的基本原理是首先将标有带正电子化合物的放射性核素注射到受检者体内，因为这种放射性核素能够标记到参与人体

组织血流或代谢过程的化合物上，所以能让受检者在 PET 的有效视野范围内进行 PET 显像。CT 则是 computed tomography 的缩写。它的基本原理是通过图像重建，从而得到该层面不同密度组织的黑白图像，这些图像能够在后期进行三维立体重建、多层面重建、器官表面重建等重建，还能进行不同角度的旋转、不同颜色的标记，从而使图像更立体、更直观。PET-CT 是两种高科技的结合，所以能够大大提高对疾病的检测率。

不过自从 PET-CT 检查上市后，它受到的质疑一直很大。

研究资料显示，在实际操作中，各医疗机构通过 PET-CT 检查出的癌症的比例均不超过 2%。即便 PET-CT 检查机构常常宣布，它对癌症诊断的相符率达 90% 以上，但是这所谓的 90% 包含两个方面。一方面是其他的证据已经显示患者可能罹患了恶性肿瘤；另一方面是癌症已经发生了转移。在判断疾病转移方面，PET-CT 检查的确有着一般检查无法比拟的优势，但是在发现早期癌症方面，它真的靠谱吗？

二、PET-CT 检查能够检测到早期癌吗

早期癌，顾名思义就是早期癌症。几乎每个选择 PET-CT 检查作为体检项目的人都会认为，花这么多钱，这种高科技一定能发现潜伏在自己身体里的早期癌！

谁都知道癌症只有早发现、早诊断、早治疗，预后才能更好。那么，PET-CT 检查真的能检测到早期癌吗？

PET-CT 检查机构认为，因为肿瘤细胞代谢特别活跃，摄取显像剂能力为正常细胞的 2 ~ 10 倍，所以会形成图像上明显的光点，在肿瘤早期尚未产生解剖结构变化前，即能发现隐匿的微小病灶（大于 5mm）。这的确让人有些震惊。

但是很快就有人对其提出质疑。这些人认为 PET-CT 检查并不能替代胃肠镜检查。换而言之，不做胃肠镜检查而选择 PET-CT 检查是一种既不理智，也不科学的做法。

因为有些恶性肿瘤细胞的糖代谢水平并无增高，比如部分神经内分泌肿瘤、肾透明细胞癌，以及部分低度恶性肿瘤等，所以此时进行 PET-CT 检查，也有可能出现漏诊。众所周知，食管、胃、小肠、大肠这些都属于空腔脏器，

PET-CT 检查和 CT 检查一样，都存在局限性，在发现消化道空腔脏器的病变方面存在一定盲区。因此，用 PET-CT 检查代替胃肠镜检查，不仅不能提高早期胃癌的诊断率，而且还有可能出现漏诊。

三、PET-CT 检查的辐射风险

PET-CT 检查和普通 CT 检查一样，都存在辐射风险。但是它们又有所不同，因为 PET-CT 检查的辐射来源包括两方面，一方面是 PET，一方面是 CT。PET 检查需要放射性核素的参与，它会产生高能 γ 射线，对人体有一定辐射，不过它的半衰期仅为 120 分钟，而且很快就会在体内代谢、减少，并随着人体的尿液排出。所以在 PET 检查后，医生会建议患者多喝水，因为这样可以加快显像剂的排出。

CT 检查自然更不用说，它肯定比接受普通的 X 线检查辐射要大，而且这种辐射在短短几个小时内不可能完全消失。如果是局部 CT 检查，可能产生的辐射还没那么大，但很多人选择的往往是全身 CT 检查，那么这种放射性可想而知。朋友圈里有这样的传言，"做一次全身的 PET-CT 检查，相当于一个正常人在 30 年的时间里接受的所有辐射量，相当于在日本福岛核电站泄漏的第二天在其周围站一天接受的辐射量"。

当然，这有些危言耸听。事实上，PET-CT 检查产生的辐射量不可能那么大。有研究发现，体重为 80kg 的人，被 PET-CT 扫描一次而接受的辐射量大约是 10mSv。一次 PET-CT 检查的辐射剂量相当于一个人每天吸烟 1.5 包，持续吸了 4 个月的量。不过不管其产生多少辐射量，有一点是肯定的，PET-CT 检查不适合在短期内反复进行，因为辐射有诱发癌症的风险，特别是对于女性的乳腺。另外，把 PET-CT 检查当作体检工具也是不科学、不理智的。

所以，当 PET-CT 检查在中国出现之后，一些学者一直呼吁医生在建议患者做 PET-CT 检查时，一定要严格掌握其适应证。PET-CT 检查不能滥用，更不能当作体检工具常规使用！

⸭ 胃癌应该怎么治

在这个世界里，广告无处不在，但很多广告特别夸张，它们言过其实的真实目的只有一个，就是诱导消费者花钱购买他们的商品。

在所有的广告里，最可恶的就是医药广告。比如两年前我曾接诊过这样一名胃癌患者，他在做完胃癌根治术以后，医生建议他进行术后辅助化疗，以彻底清除身体里可能残余的癌细胞，降低术后复发的风险。但是这名患者并没有接受医生的建议，而是我行我素，选择服用一种昂贵的保健品。他坚信他选择的保健品能够提高免疫力，达到抗肿瘤的作用。更主要的是，他认为他选择的保健品还不会引起不良反应。结果呢，仅仅两年的时间，胃癌就发生了复发转移。谈及当初没有听医生的话，错信了保健品能够治疗癌症时，患者后悔万分。但是在晚期癌症面前，后悔早已无济于事。

如今，那名胃癌患者早已不在人世，然而这样的案例仍然层出不穷。很多人罹患癌症，他们并不愿意接受正规的治疗方式，而是选择相信保健品，相信偏方。1周前，我接诊了一名上腹痛伴呕吐的男性患者。通过胃镜检查，明确他患的是胃癌。

好在其他检查提示，癌细胞并未发生明显的远处转移，患者是有手术机会的。但让人大跌眼镜的是，就在我建议患者入住普外科，适时采取外科手术的时候，这名患者竟然直接拒绝了我的建议。他的理由是，老家一位亲戚得了胃癌，开刀后活了两年没到就死了，所以他认为开刀对人体的伤害太大了。他告诉我，他认识一位中医，专门治疗癌症，有很多在医院被确诊为晚期癌症、医院都不愿意接收的患者到他那里去看，结果药到病除，再到医院复查时发现，肿瘤已经消失得无影无踪了。

这么神奇的医术，事实上我早已不是第一次听说了。但每一次我都会斩钉截铁地告知患者："治疗癌症，必须坚持科学的治疗方式，任何宣称能治愈癌症的保健品和偏方，其实都是在耍流氓。"

想想看，如果这些保健品和偏方真有那么神奇，全世界那么多国家还用得着投入那么多人力和物力来研究癌症吗？如果它们真有那么神奇，癌症早就被攻克了，每年也不会导致那么高的致死率了。事实上，即便你不懂医学，但只要保持理智，你就能轻而易举地看穿那些骗人的把戏。

一、治疗胃癌，究竟哪些方式更靠谱

根据胃癌的发展进程，我们常常将胃癌分为早期胃癌和进展期胃癌。胃癌发现得越早，治疗得越及时，预后当然就越好。对于很多早期胃癌，通过手术切除病灶，术后甚至不需要进行化疗，也就是说手术即可达到完全根治的效果。

即便很多胃癌在确诊的时候已经是进展期了，但只要没有发生远处转移，就依然有机会进行根治性切除。所以，除了已经发生远处转移的晚期胃癌以外，胃癌的主要治疗方式依然是手术治疗。随着医学技术水平的不断进步，目前有些没有发生淋巴结转移的早期胃癌，甚至可以通过胃镜进行微创手术治疗，术后患者的生活质量、生存周期都能得到明显的改善。

手术去除原发癌灶就是为了更好地斩草除根，这叫擒贼先擒王，把最重要的炸弹清除了，其他躲藏起来的虾兵蟹将对身体的危害也会小很多。

除了手术治疗以外，化学治疗（简称化疗）也是一种有效治疗胃癌的方式。对于进展期胃癌，虽然手术切除了主要的病灶，但医生还是怕遗漏了一些虾兵蟹将，这些癌细胞躲藏在身体的角落里，肉眼是根本看不到的，它们在等待一个时机卷土重来。鉴于此，医生又发明了术后辅助化疗，通过化疗达到彻底消灭"漏网之鱼"的作用，从而降低胃癌的复发风险，大大提高了患者 5 年以上的生存期。

有时候化疗还可以用在手术前。对于某些切除难度较大的进展期胃癌，医生通过术前化疗让肿瘤缩小，待达到可以切除的标准时再进行手术切除，这样便能大大增加手术的根治机会。

二、任何治疗方式都是一把双刃剑

对于胃癌来说，治疗方案只有更好，没有最好。即便是手术治疗，虽然其有根治的效果，但也可能对身体造成损伤，很多胃癌术后的患者可能会出现一系列手术并发症。至于化疗，就更不用说了，它是一把双刃剑，既能杀死癌细胞，也能杀死健康的细胞。我们用一句话来形容它，就是杀敌一千，自损八百。由于化疗存在一定的不良反应和风险，而且伴随化疗次数的增多，这些不良反应和风险可能会不断累积，强烈的不良反应使得很多患者无法继续坚持治疗。

正因为没有最好的治疗方式，而且不同的治疗方式也都存在利弊，所以很多胃癌患者开始把希望寄托在各种保健品和偏方上，他们抱着侥幸心理，期待奇迹的发生。但是很遗憾地告诉大家，奇迹是不可能发生的。毫不夸张地说，那些相信偏方能治愈癌症而不愿意接受科学治疗方案的人，最后的结局都是死路一条。

三、只吃中药能根治胃癌吗

除了手术治疗、化疗以外，治疗胃癌还有很多方式，比如放疗、生物治疗、光动力学治疗、介入治疗、营养支持治疗和中医药治疗。

但是后面的这些治疗方式都只能归类于辅助治疗。辅助治疗是对主要治疗的一种额外补充，大家要铭记的是，它们是绝对不能替代主要治疗方式的。

正如我在门诊遇到的那名胃癌患者，明明有手术根治的机会，他却选择相信服用中药偏方。这样不仅无法治愈胃癌，随着时间的推移，癌细胞还会发生远处转移。

为了查看中医药在治疗胃癌方面到底能发挥什么样的功效，我曾花了很长时间去查询相关的医学文献。几乎所有的文献都表明，中医药疗法是胃癌辅助治疗中的重要方式，其可补益气血、健脾和胃，同时能减轻放化疗带来的不良反应，改善患者的生活质量。但是有一点值得我们注意，那就是仅靠中医药治疗是根本不可能根治胃癌的，中医药治疗更不可能取代手术和化疗在治疗胃癌中的关键地位。

所以，对于那些确诊胃癌的患者来说，在选择治疗方案的时候一定要咨询专业的医生，千万不能轻信某些偏方能治愈胃癌的谣言，上当受骗不说，错失最佳治疗时机才是更可怕的。

⅔ 食物相克，到底是科学还是谣言

35 岁的白女士因为上腹痛到医院就诊。她告诉我，千错万错，错在不该把柿子和螃蟹放在一起吃。直到出现腹痛，白女士在网络上搜索才发现，原来柿子和螃蟹是相克的食物，把这两种食物搭配在一起吃，很容易中毒。

白女士后悔万分。我安慰她道："你先不要自责了。食物相克根本就是一种谬论，现在最关键的是找到导致腹痛的原因。"

在我的建议下，白女士接受了胃镜检查，结果发现其患的是胃石症。

说到胃石症，相信很多人都没听说过这种疾病。大家平时熟知的都是胆结石、肾结石。其实，胃石症与胆结石、肾结石不同。之所以会形成胃石，是因为进食某些食物或药物后在胃内聚集形成了特殊的硬块，由于这些硬块既不能被消化，也不能顺利通过幽门部，同时其又类似坚硬的石块，所以医生将其称为"胃石"。

在胃石里，最常见的就是植物性胃石。植物性胃石形成的原因是进食了太多难以被消化的水果，这些水果里含有大量的鞣酸，在胃酸的作用下，鞣酸与食物中的蛋白质结合，形成不溶于水的沉淀物沉淀在胃内。

通过询问，我了解到白女士在腹痛前吃了很多柿子和螃蟹。柿子、黑枣、山楂、石榴等水果里含有的鞣酸都很多，如果选择的柿子没有成熟或者未脱涩，那么鞣酸的含量会更多。螃蟹又富含蛋白质。鞣酸碰到蛋白质，当然容易形成胃石。

由此看来，所谓的柿子和螃蟹相克，两者放在一起吃会中毒的说法完全是危言耸听。

虽然把柿子和螃蟹放在一起吃容易导致胃石，但这是建立在大量的基础之上的。如果你进食的量很少，则完全不必担心这样的风险。

一、这些食物相克，其实都是谣言

如果上网搜索"食物相克"这样的关键词，我们很容易发现网上流传了太多太多不能放在一起吃的食物组合。很多文章语不惊人死不休，把一些乱七八糟的观点拼凑在一起，最终得出同一个结论，那就是食物相克。

除了柿子＋螃蟹＝中毒以外，我们还能看到有些文章说菠菜＋豆腐＝结石、西瓜＋桃子＝中毒、蜂蜜＋豆腐＝耳聋，还有的文章说得更是毫无底线，直接说榴梿＋牛奶＝致命。

以致有人感慨，看了网上的养生文章，觉得身边所有的食物都不能再吃了。我惊奇地发现，网上流传的相克食物竟然高达 150 多种。

这是多么的可怕啊！如果大家真的轻信了这样的谣言，一传十，十传百，很快就会对我们的生活造成困扰。

其实所谓的食物相克根本就不存在。就像柿子和螃蟹，它们相克吗？不相克。能放在一起吃吗？当然能！关键是要控制量。只要控制好量，完全不必过度担心"中毒"的风险。

再比如把菠菜和豆腐放在一起吃会得结石吗？其实并不会。菠菜中含有草酸，豆腐中含有钙。将这两种食物放在一起吃，草酸和钙相结合，会形成草酸钙，草酸钙不宜被人体吸收，最终通过粪便的形式排出体外，根本不会形成结石。相反，如果只吃富含草酸的食物，不吃富含钙的食物，才容易得结石。因为缺钙会导致没有足够的钙和草酸在消化道内结合，造成过多的草酸进入血液循环，最终抵达肾脏，从而增加肾结石的发生风险。

同样可以用科学拆穿其他食物相克的谣言。事实上，稍微理智一点，你就会发现这样的谣言其实不堪一击。比如把榴梿和牛奶放在一起吃，被认为会产生咖啡因，进而导致血压升高，有致命风险，这怎么可能呢？牛奶和榴梿里都没有咖啡因。更何况即便每天都摄入含有咖啡因的食物，也不能说血压一定会升高；即便血压升高，也不能说一定会致命。

二、不是食物相克，可能是食物过敏

很多人会把食物相克和食物过敏两个概念相混淆。这里要告诉大家的是，食物相克根本不存在，其是彻头彻尾的谬论。任何科学的文章里，都不可能出现"食物相克"这样的字眼。但是食物过敏是存在的，而且已经得到了科学的验证。

医学界对于食物过敏的定义是，摄入一种或多种特定的食物后，身体产生了异常免疫反应，进而引起的一系列临床症状。这些症状包括瘙痒、红斑等皮肤症状，咳嗽、气喘等呼吸系统症状，呕吐、腹痛、腹泻等消化系统症状，以及血压下降、心率增快、胸闷等循环系统症状。

曾经，人们对于食物过敏的认识不深，或者根本不知道什么是食物过敏，他们会错把食物过敏认为是食物相克。比如很多人对螃蟹过敏，那么其不仅仅是吃螃蟹和柿子的时候会出现过敏症状，在所有的食物组合里只要出现螃蟹，其实都会引起他的过敏症状。

三、不是食物相克，可能是肠道太敏感

很多人的肠道太敏感了，很容易出现肠易激综合征。肠易激综合征的患者如果不注意饮食，很容易出现腹痛、腹胀、排便习惯改变和大便性状改变。

像高脂肪饮食、高蛋白饮食、高 FODMAP 饮食，都可能诱发肠易激综合征。

如果肠易激综合征没有及时被诊断出来，或者患者根本没把这种病当成一回事，而是随心所欲地进食，就很容易出现身体不适。一旦出现身体不适，很多人就愿意把它往食物相克上靠。

四、不是食物相克，可能是乳糖不耐受或果糖吸收不良

乳糖不耐受和果糖吸收不良，其实是很常见的两种疾病。但遗憾的是，它们一直没有得到大家的重视。

无论是乳糖不耐受，还是果糖吸收不良，都是小肠在吸收的时候出现了异常，于是大量的乳糖和果糖来到结肠，在细菌的作用下产生了大量的气体，进而引起腹痛、胀气和腹泻。

乳糖不耐受和果糖吸收不良不是罕见病，它们的发生率其实非常高，只是很多时候你不知道自己罹患了这种疾病而已。对于乳糖不耐受的患者，如果喝了很多含有乳糖的乳制品，就会出现不适。同样，对于果糖吸收不良的患者，如果进食了很多含有果糖的水果，也会出现不适。

五、不是食物相克，可能是食物的选择和食用方式不对

　　我们在选择和食用食物的时候一定要注意，有些食物已经发霉，这样的食物是不能吃的，因为里面富含黄曲霉素。摄入大量的黄曲霉素，会引起严重的中毒反应，甚至会导致死亡。马铃薯由于贮存不当，出现发芽或皮肉变绿、发紫时，其中龙葵素的含量会显著增加。大量摄入龙葵素，很容易引起中毒，导致腹痛、恶心、呕吐、腹泻等症状。豆角中含有大量的生物碱。如果豆角没有被彻底煮熟，食用后会出现恶心、呕吐、腹泻、手脚发凉、头痛等症状。

　　我们在选择食材的时候，一定要注意食材是否新鲜。对于已经发生霉变或受到污染的食材，一定要及时扔掉。我们在烹饪的时候也一定要注意，有些食物携带致病菌，只有经过充分清洗和加热才能清除这些致病菌。即便食物上已经没有致病菌，我们在食用的时候也要记住，任何一种食物都不宜过量。

肥胖毁的不仅仅是颜值，还有肠胃

28 岁的小鹏因为总是烧心和反流到医院就诊。通过检查，我发现他罹患了胃食管反流病。小鹏和他的家属都觉得不可思议，他从来不吸烟、喝酒，为什么这么年轻就得了这种病？

我告诉小鹏："吸烟和酗酒的确容易诱发胃食管反流病。虽然你不吸烟、不酗酒，但你在饮食方面无所顾忌，再加上平时缺少运动，使得体重明显超标。和吸烟酗酒一样，肥胖也会诱发胃食管反流病。"

说到肥胖，很多人根本没把它当回事。"生个大胖小子""胖乎乎的多可爱""胖点好，胖点健康"，在很多人看来，肥胖不仅不是大问题，反而是健康的象征。想想看，要不是胃口好，能吃这么胖吗？只有吃嘛嘛香、身体倍棒的人才会胖。

其实，这些都是对肥胖的误解。实话告诉大家，肥胖摧毁得不仅仅是颜值，还有健康。相对于体重正常的人群，肥胖人群更易罹患阻塞性睡眠呼吸暂停、胆囊疾病、痛风、静脉血栓栓塞、多囊卵巢综合征、2 型糖尿病、高血压。除此之外，肥胖人群罹患癌症的风险也会大大升高。美国疾病控制与预防中心和美国国家癌症研究所就曾指出，有 13 种癌症与肥胖密不可分，包括脑癌、多发性骨髓瘤、食管癌、乳腺癌、甲状腺癌、胆囊癌、胃癌、肝癌、胰腺癌、肾癌、卵巢癌、子宫颈癌和结肠癌。

随着生活水平的提高，肥胖的发生率也越来越高。2016 年，著名医学杂志《柳叶刀》发表全球成年人体重调查报告，调查发现中国已经超越美国，成为全球肥胖人口最多的国家。其中，中国男性肥胖人数为 4320 万，女性肥胖人数为 4640 万。

更糟糕的是，现在不仅成年人，很多儿童也开始饱受肥胖的困扰。《中国儿童肥胖报告》显示，1985—2014 年，我国 7 岁以上学龄儿童超重率由 2.1% 增至 12.2%，肥胖率则由 0.5% 增至 7.3%，分别增长约 5 倍和 14 倍。

一、肥胖者的肠胃更好吗

30岁的小宇是一名美食视频创作者，他每天都会准时在自己的自媒体账号上发布一个吃美食的视频。小宇说自己的视频点击量很高，有点击就有收益，这是他收入的全部来源。登录小宇的账号，可以看到很多网友的留言清一色都是"你太能吃了""看你吃好有食欲"。

小宇说自己视频的点击量很高，不过这不是因为美食做得有多好，而是他一次就可以吃很多。比如在一个视频里，小宇挑战一顿饭吃50个汉堡，结果他真的全都吃下了，那个视频的点击量高达500万。

由于不注意饮食，小宇的体重直线上升，特别是在做自媒体后，1年的时间里，他的体重从90kg飙升到110kg。他现在稍微动一下，都气喘吁吁。

小宇指着自己的大肚子，很无奈地说："负荷太重了。"

在很多人看来，肥胖者的肠胃肯定更好，要不然每天吃这么多东西，它们又是怎么运作，怎么协调，怎么将这些食物全部消化吸收的呢？

要告诉大家的是，肥胖者的肠胃其实并不好。换句话说，相对于正常人来说，肥胖者其实更易罹患肠胃疾病。

正如28岁的小鹏，年纪轻轻就罹患了胃食管反流病。这是一种很常见的消化系统疾病，它的发生与肥胖密切相关。

按照脂肪组织的分布情况，肥胖又分为中心型肥胖和外周型肥胖。中心型肥胖，又称苹果形肥胖，肥胖者的脂肪主要分布在腹腔和腰部；外周型肥胖，又称梨形肥胖，肥胖者的脂肪主要分布在腰以下。其中，苹果形肥胖更易导致胃食管反流病，因为大量的脂肪堆积在腹腔里，容易使腹腔内压力增加。

腹内压增加会进一步导致胃内压增加。在我们的食管下端，有一块长度为4～6cm的肌肉，即食管下括约肌，这块肌肉控制着食物的进出。想想看，如果胃内压增加，胃内的食物和胃酸很容易突破这块高压区进入食管，时间长了就会导致肌肉松弛，于是发生胃食管反流病的风险就会更高。

像小鹏这样的肥胖人群，平时很难管住嘴。饮食上，他们随心所欲，喜欢高脂肪食物，这也很容易影响到这块肌肉，增加胃食管反流病的发生风险。

二、肥胖可改变肠道菌群结构

肥胖不仅会影响胃的健康，还会影响肠道的健康。有研究发现，肥胖人群对比正常体重人群来说，肠道里的拟杆菌门比例是下降的，而厚壁菌门比例是升高的。如果肥胖者减肥，伴随体重的下降，肠道里的菌群也在发生着改变，这时肠道里的拟杆菌门比例上升，而厚壁菌门比例则下降。

正常人肠道里含有 500 ~ 1000 种细菌，主要包括 9 类，它们分别是厚壁菌门、拟杆菌门、放线菌门、梭杆菌门、变形菌门、疣微菌门、蓝菌门、螺旋体门和 VadinBE97 门。其中，90% 的细菌属于厚壁菌门和拟杆菌门。

所以，当厚壁菌门和拟杆菌门的比例出现异常时，很容易导致肠道菌群结构发生改变，带来的最直接后果就是引起肠道菌群失调。当肠道菌群失调的时候，肠黏膜的生物屏障被破坏，肠黏膜通透性增加，从而导致肠漏的发生。这里说的肠漏不是肠道上有一个裂孔，而是肠黏膜的屏障被破坏，让一些有毒的分子可以通过肠黏膜跑到身体里的其他地方。比如，这些有毒分子跑到血液里，会导致血液中的脂多糖增多，脂多糖是一种内毒素，很容易诱发慢性炎症。

在慢性炎症的作用下，组织被破坏，身体为了修复被破坏的组织，就会制造更多的细胞。适当的修复有助于身体回归正常状态，但是过度的修复则会增加细胞突变发生的风险。所以，炎症常常有两面性。一方面，炎症能帮助形成新组织；另一方面，它也能转而促进癌症的生长。

所以，在肠道菌群失调的时候，身体更易发生癌症。由于肠道菌群紊乱主要改变的是肠内环境，所以目前针对肠道菌群失调和癌症的研究中最多的就是有关大肠癌的研究。通过对大肠癌患者的肠道菌群进行检测分析，科学家发现大肠癌患者肠道中的肠球菌、大肠杆菌、类杆菌、梭杆菌和梭状芽孢杆菌的数量都增加了，但是双歧杆菌和乳酸杆菌的数量则明显减少。

三、肥胖更易引起便秘

肥胖者更容易出现便秘。虽然他们常常吃很多，但是等到排泄废物的时候，他们会更加吃力。一次排便得使出九牛二虎之力，累得满头大汗，那种痛苦，正常人不会懂。

苹果形肥胖的人群更易出现便秘。这是因为腹腔脂肪堆积很容易导致肠道蠕动受限。任何一个人要想正常排便，都需要肠道蠕动提供动力。想想看，如果肠道蠕动减少了，动力不足了，能不发生便秘吗？

肥胖者容易出现便秘的另一个因素是，除了高脂肪食物外，他们根本不爱吃蔬菜、水果和粗粮。这些食物能够为我们提供膳食纤维，膳食纤维具有吸收水分，促进肠道蠕动的作用。如果食物里缺少膳食纤维，顿顿都是大鱼大肉，可想而知，这样吃是很容易导致便秘的。

四、如何科学地控制体重

只有科学地认识肥胖，才能更好地远离肥胖。控制体重不是一天、两天的事情，人在一生中，都要积极地控制体重，不然体重很容易反弹。

如何才能更好地控制体重呢？首先要判断你的体重是否超标。

身体质量指数（BMI）是用来评估身体肥胖程度的最重要的指标。早在1997年，WHO就公布了以 BMI 诊断超重／肥胖的标准。BMI 的计算公式是体重（kg）／身高（m）的平方。

正常体重的 BMI 为 $18.5 \sim 24.9 kg/m^2$。BMI 为 $25 \sim 29.9 kg/m^2$，代表肥胖前期；BMI 为 $30 \sim 34.9 kg/m^2$，代表 I 度肥胖；BMI 为 $35 \sim 39.9 kg/m^2$，代表 II 度肥胖；BMI $\geq 40 kg/m^2$，代表 III 度肥胖。

除了 BMI 外，人们也常用腰围来评估身体是否肥胖。根据 WHO 的标准，男性腰围大于 94cm，女性腰围大于 80cm 则为肥胖。我国的标准有所不同，即男性腰围大于 85cm，女性腰围大于 80cm 则为肥胖。

根据上述的标准，如果你通过检测发现自己的体重超标，已经达到诊断肥胖的标准，建议你一定要积极控制体重。

为了控制体重，很多人绞尽脑汁，有人想到用药物控制体重，有人想到通过做手术控制体重，但无论你选择了哪一种方法，都不能忽视日常生活管理。

日常生活管理主要包括饮食和运动，通俗点来说就是管住嘴、迈开腿。短短的 6 个字，却内涵丰富，要做到这 6 个字，其实并不容易。很多人使用各种各样的方式减肥，到最后发现最难的其实就是管住嘴、迈开腿，因为这很难坚持。

　　说到饮食，很多人认为减肥就是要过度节食。但是，我们其实是不推荐过度节食的，因为其危害很大。相对于过度节食，医生更推荐科学的饮食，既要限制能量的摄入，也要保证营养的均衡。所谓限制能量的摄入，主要是避免过量食用碳水化合物、高脂肪食物；所谓保证营养的均衡，主要是注意补充蛋白质、膳食纤维、维生素和微量元素。我们不能把有益的营养素一概拒之门外，像脱脂牛奶、鱼肉、蔬菜、水果、粗粮、豆制品里都含有很多有益的营养素。

　　除了保持科学的饮食习惯外，坚持运动同样重要。如果单纯通过饮食控制体重，而不做运动的话，一旦饮食恢复，体重会很快反弹。所以到目前为止，饮食＋运动依然是预防体重反弹的最佳方式。

只吃七分饱，可以让肠道更健康

老江说："我一直感觉自己的胃比别人大一些，所以每一顿都吃得很撑。"他告诉我，自己几乎每一顿都要吃到肚子撑得鼓鼓的，如果不这么吃，就会饿得特别难受。

年轻的时候随心所欲，养成了这种习惯，这么多年来，老江一直觉得这样也挺好，虽然自己胖点，但是胃口好，吃嘛嘛香。

一晃到了中年，自认为身体不错的老江却感到自己的消化道越来越不如从前。以前是吃到肚子撑得鼓鼓的才不吃，反正无论吃多少，自己都没有感到消化困难。但现在，一切都变得不同了，要是吃太撑，几乎一整天的时间，他都会感到腹胀。特别是晚上，腹胀感已经严重影响了老江的睡眠。

除了腹胀之外，老江感觉自己的排便也越来越不好了。他在年轻的时候，无论吃多少东西，雷打不动每天排 1 次便，无论是排便习惯，还是大便的形状、颜色都特别正常。但现在，老江说自己 1 周能排 2 次大便就不错了，平时想排排不出来，大便特别干结，排次大便有时要使出浑身的力气。

担心自己的肠道出现问题，在家人的劝说下，老江来到医院就诊。

通过检查，我发现老江的肠道并没有出现器质性病变。

"既然没问题，可为什么我就是感觉不舒服啊？"老江百思不得其解。

一、随着年龄的增长，肠道也会衰老

随着年龄的增长，岁月会在我们的身体上留下很多痕迹。皱纹越来越多、白发越来越多、肌肤越来越松弛、背越来越弯……这是肉眼能看到的变化。但还有很多肉眼看不到的变化，比如我们的记忆力越来越差、免疫力越来越低下，心肺功能越来越弱。

还有两个部位是容易被大家忽视的，一个是小肠，一个是大肠。

小肠和大肠是紧密连接在一起的好兄弟。但是，小肠和大肠的功能并不相同。小肠主要发挥的是营养吸收功能。在小肠里，食物里的糖被分解成单糖，而后被身体吸收利用；蛋白质被分解成氨基酸，而后被身体吸收利用；脂肪被分解成甘油和脂肪酸，而后被身体吸收利用。大肠主要发挥的作用是吸收食物残渣中的水分和电解质，同时排出代谢废物。

虽然功能不同，但无论是小肠还是大肠，经过漫长岁月的洗礼，也都会衰老。

随着年龄的增长，小肠的吸收能力不断下降。正如老江，年轻的时候无论吃多少，小肠都能充分吸收食物里的营养，但是人到中年，情况发生了改变，如果吃太多，肠道很容易不堪重负。

二、小肠不好，大肠也不会好

小肠和大肠是亲兄弟，两者依靠回盲瓣牢牢连在一起。有句话叫"唇亡齿寒"，如果小肠的负担过重，那么大肠也不会好到哪里去。

因为食物通过小肠以后，剩下的残渣会通过回盲瓣抵达大肠。如果吃得太多，就会导致小肠负担过重，总是超负荷工作。没办法，小肠只能把一部分工作交给亲兄弟大肠去做。更多的食物残渣进入大肠，大肠不堪重负，原本每天排泄粪便的工作也不得不停下来了。粪便在肠道内停留的时间久了，就会给有害菌的生长创造条件。有害菌一旦羽翼丰满，就会向有益菌发起挑战，时间长了，则会导致肠道菌群失调，发生各种肠道疾病的风险就会增加。

三、七分饱能让肠道变更好

对于朝气蓬勃、正值青壮年时期的小肠来说，日日夜夜不停劳作也丝毫不会出现异常。但如果小肠步入中老年，肠道老化让小肠的吸收能力下降，这是没办法避免的，就像你无法遏制时光不让自己变老一样。当肠道开始衰老的时候，我们必须顺应形势。

年轻时想怎么吃就怎么吃，想吃多少就吃多少，这种饮食习惯应该改改了。我告诉老江，给肠道减减负，说不定能收到意想不到的效果。

以前吃得特别饱，现在完全可以只吃七分饱。控制食物的摄入量，就可以减轻小肠的负担。小肠不用再拖着年迈的身体不停劳作了，剩下的时间里它也可以好好放松一下，安享属于自己的快乐晚年。

四、顺应身体，理解身体，爱护身体

生老病死，这是正常的自然规律，每个人都无法避免。我们没办法让自己永葆青春，但可以想办法顺应身体、理解身体、爱护身体。

从 30 岁起，我们的身体就已经开始走下坡路了；到 40 岁以后，身体一日不如一日的感觉更强。所以，识时务者为俊杰，学会随机应变很重要。

建议大家从 30 岁开始，就应该有意识地保养我们的肠道。肠道不健康会让我们衰老得更快。营养物质的吸收不够，加上代谢废物无法被及时排出，这一切都会让你身心俱疲。

除了少吃一点，我们还应该多做一些运动。年龄的增长不仅影响了肠道的吸收功能，也影响了它的蠕动功能。这就像发动机用久了，动力输出不够一样。适当的运动有助于促进肠道的蠕动。很多人认为，一定是高强度运动才有效。其实这是不对的。由于年龄的增长，我们在运动的时候也应该选择强度低一点的运动方式，像散步、跳广场舞、打太极，其实都是不错的选择。

❓ 酒肉穿肠过，肠道变得越来越敏感

小王无助地问："才 30 岁，我怎么就得了这种病？医生，这种病就这么难治吗？"他愁眉苦脸地坐在诊室里，短短半年的时间里，他已经是第三次找我看病了。

对于小王来说，最大的烦恼就是拉肚子。他说自己 1 天拉四五次算是比较好的情况了，严重的时候 1 天要拉 10 余次。腹泻得如此频繁，以致小王总是怀疑自己是不是得了肠癌？事实上，小王早在 1 年前就已经被确诊为肠易激综合征了，只是他一直没把这种病当回事。我告诉小王，就是因为他没有按时吃药，同时又管不住嘴，饮食上随心所欲，这才导致病情越来越严重。

30 岁的小王在一家上市公司担任销售经理，他说自己每晚都要出去应酬，喝酒吃肉早已成为家常便饭。但是小王怎么都没有想到，长期这样做让自己的肠道发出了报警信号。

一、敏感的肠道

肠易激综合征，顾名思义就是肠道更容易受到激惹，变得更敏感了。

肠易激综合征让我们的肠道变得草木皆兵，稍微有点风吹草动，肠道就会发出一系列报警信号。作为消化内科医生，我碰到过很多肠易激综合征患者，这些人的主要症状是腹部不适，同时伴有排便习惯改变。

为什么我们的肠道变得如此敏感？是因为里面长了肿瘤吗？还是因为肠道发生了溃烂？其实都不是。在检查的时候，患肠易激综合征的肠道完全可以没有任何异常。但是看到的未必一定是真相。在肠道里，还存在一个用肉眼无法窥见的世界，那就是肠道微生物王国。这个王国里有有益菌、条件致病菌和有害菌。在王国最鼎盛的时期，有益菌高高在上，成为主宰一切的君王，无论是有害菌还是条件致病菌，都臣服在它的脚下。然而，随着时间的推移，各种外来因素导致了王国的衰落。在我们看不到的微生物世界里，斗转星移，一切都在无声无息地改变着。

二、喝酒干扰了肠道菌群的平衡

在很多人看来，喝酒应该会杀死体内的细菌，这是因为我们经常使用酒精消毒。但是消毒用的酒精和我们喝的酒完全是两码事。

只有达到一定的浓度，酒精才有消毒作用。我们在医院或药店里购买的酒精消毒剂，酒精的浓度为 75%。达到这个浓度后，酒精分子就具有很强的渗透力了，能穿过细菌表面的膜，进入细菌内部，使构成细菌生命基础的蛋白质凝固，进而将细菌杀死。

但是我们平时所喝的酒的酒精浓度根本没有这么高。所以，喝酒并不能直接杀死肠道里的菌群。

既然不是直接杀死，那么喝酒是如何影响肠道微生物世界的呢？

真正的原因在于，大量饮酒后身体的免疫功能被削弱，对于肠道而言，即便是免疫功能的一个小小缺陷，也会在这里引起巨大的蝴蝶效应，因为肠道菌群与人体免疫息息相关。肠道菌群的紊乱会导致免疫功能下降，免疫功能下降也会导致肠道菌群失衡。

长期大量饮酒还会伤害小肠细胞。小肠是人体重要的营养吸收部位，小肠细胞被破坏会导致营养吸收障碍，进而出现营养不良。营养不良和肠道菌群平衡同样密不可分，营养不良会加重菌群失衡，菌群失衡反过来也会加重营养不良。

长期大量饮酒还会促进有害细菌的生长。对于肠道微生物王国而言，一旦有害菌实力增加，就会对有益菌的王者之位发起挑战。

三、吃肉干扰了肠道菌群的平衡

很多人看来，喝酒、吃肉是一件痛快的事情。在武侠小说里，大口吃肉、大口喝酒往往是英雄好汉的标配。但是，过量吃肉同样可能会干扰肠道菌群的平衡。

进食大量高脂肪的食物，同时很少进食新鲜的蔬菜和水果，不仅会导致营养素的摄入不均衡，还会使肠道里的益生元不足。肠道里的益生元不会被身体消化吸收，却能够选择性地促进肠道有益菌的代谢和增殖。根据目前的科学研究，益生元可以被归类为一种膳食纤维。我们平时摄入的膳食纤维从哪里来，蔬菜和水果无疑扮演着重要的角色。

如果一个人偏食严重，只进食肉类，从来不吃蔬菜和水果，那么他的肠道菌群就失去了赖以生存的营养素。时间长了，这个看不见的微生物王国会随着有益菌数量的不断减少，而逐渐走向衰落。

四、酒肉穿肠过，会导致肠道微生物王国的衰落

像小王这样的人，酒肉穿肠过，即便做了检查没发现任何器质性病变，但在那个看不见的肠道微生物王国里，早已发生了天翻地覆的变化。

研究表明，出现腹泻的肠易激综合征患者的肠道内，乳酸杆菌、厚壁菌和双歧杆菌的数量明显减少。这些都是大家耳熟能详的有益菌。

肠道菌群的失衡直接导致了微生物王国的衰落，肠道功能也随之出现异常。于是，明明看起来好端端的肠道却变得格外敏感，稍有风吹草动就会出现一泻千里的画面。正如30岁的小王，自从罹患了肠易激综合征后，他的肠道变得格外敏感，只要在饮食上稍微不注意，病情就会加重。这看似是肠道出现了严重问题，其实是整个微生物王国的衰落。

对于这部分患者，我们可以适当使用肠道微生态制剂，也就是益生菌治疗。通过补充益生菌，可以纠正肠道菌群的失调，让有益菌的力量得以加强，恢复羽翼的有益菌又可以重新夺回主动权。这个时候你会发现，症状开始有所缓解了。

五、别等发生了肠易激综合征才后悔

肠易激综合征的发病率并不低。大量的研究证实，不健康的生活习惯与肠易激综合征的发病密切相关。一旦罹患了此病，你的肠道会更加敏感，过度敏感不是一种好现象，各种不适会让你叫苦连连。

所以，不要等到发生了才后悔。如果你能了解肠道微生物王国的衰落过程，就会知道保护好我们看不见的那个世界是多么重要。

肠道微生物王国一旦衰落，需要经历漫长的过程才能得以恢复，一次重击就可能留下永久的创伤。所以建议大家平时就要管住嘴，不要过量酗酒，不要过量进食油腻的食物，一日三餐应该按时吃，不要去吃生硬冰冷的食物，这样才有利于肠道菌群的平衡，从而避免肠道功能紊乱。

℈ 长期熬夜的人，你的肠胃更容易受伤

很多人都有长期熬夜的习惯，熬夜的时候你最爱做什么事呢？有网站根据问卷调查列举了人们在熬夜时最爱做的10件事，不妨看看你是否也在做。①刷剧、看视频；②刷微博、朋友圈等；③玩网络游戏；④思考人生；⑤网上聊天；⑥工作；⑦网购；⑧看书；⑨学习；⑩和朋友聚会。

如果你认真分析上面10件事就很容易发现，离不开电子产品其实是导致熬夜的罪魁祸首。像①、②、③、⑤、⑦，都需要依靠电子产品来完成，手机和计算机成了熬夜时最常用的工具。

这是一个信息化的时代，越来越多的人离不开手机和计算机，上班的时候面对计算机，下班的时候面对手机。电子产品为大家带来了便利，可也让更多的人陷入其中无法自拔。不知道你有没有这样的感觉，一玩起手中的电子产品就停不下来。吸烟有烟瘾，喝酒有酒瘾，沉迷网络同样有网瘾。无论哪一种瘾，其实对健康都是没好处的。烟瘾越大，对肺的伤害越大；酒瘾越大，对肝脏的伤害越大；网瘾越大，对肠胃的伤害越大。

一、长期熬夜对胃的伤害很大

在我们熟睡的时候，不仅身体得到了充分放松，身体的各个器官其实也在发生着微妙的变化。熟睡的时候，胃会分泌一种TFF蛋白，它的全称是三叶因子家族蛋白。由于这种蛋白是由6个半胱氨酸残基借助3个二硫键连接形成，呈三叶状结构，所以被科学家命名为三叶因子家族蛋白。这种蛋白对于胃来说至关重要，它能与黏液中的糖蛋白相互作用，加强黏液凝胶层，从而阻止胃酸和胃蛋白酶对胃黏膜的损伤。

熟睡的时候，TFF蛋白分泌得更多。数据显示，夜间熟睡时分泌的三叶因子家族蛋白相当于白天分泌的 $20 \sim 30$ 倍。对于长期熬夜的人来说，因为睡眠不足导致TFF蛋白分泌减少，所以一旦胃黏膜防御屏障受损，发生胃病

的风险就很高了。研究发现，长期熬夜人群的胃病发生风险是不熬夜人群的 3 ～ 4 倍。

二、长期熬夜对肠道的伤害很大

在熟睡的时候，不仅 TFF 蛋白分泌得更多，褪黑素分泌得也很多。褪黑素是脑松果体分泌的一种激素，所以也被称为松果体素。褪黑素的分泌具有明显的昼夜节律，白天分泌受抑制，晚上分泌则变得活跃。对人体而言，褪黑素是至关重要的，它不仅能影响睡眠质量，还会影响肠道健康。

原来，除了大脑里存在褪黑素以外，被称为人体第二大脑的肠道也能合成并分泌褪黑素。肠道里的褪黑素不仅能抗氧化，减少肠道炎症的发生，还能调节多种免疫细胞的功能，有助于增加肠道菌群的丰度，特别是对于乳酸杆菌。

我们的肠道里还有一个庞大的微生物王国，这里栖息着形形色色的细菌。大量的研究发现，不仅睡眠有昼夜节律，肠道内的菌群同样有昼夜节律。伴随着这样的昼夜节律，肠道菌群的结构和数量也在发生着变化。

对于长期熬夜的人来说，不仅褪黑素的分泌会出现异常，肠道菌群也会发生紊乱。菌群的稳定有助于肠道健康，如果菌群失调，比如有益菌的数量减少，有害菌的数量增多，就会导致肠黏膜防御屏障受损。一旦肠黏膜通透性增加、细菌内毒素分泌增加，便又会进一步导致代谢功能紊乱。所以，长期熬夜的人不仅肠道更易受损，还容易发生肥胖和 2 型糖尿病。

三、长期熬夜，胃肠道的负担更重

很多人都有这样的感觉，越是熬夜，越容易饿。之所以出现这样的情况，是因为我们的身体能够分泌两种激素，一种是胃饥饿素，一种是瘦素。胃饥饿素主要由人胃底部的 P/D1 细胞和胰腺的 ε 细胞产生，它的主要作用是刺激食欲，让你感觉更饿；至于瘦素，则是一种由脂肪组织分泌的激素，能够抑制进食并且加速新陈代谢。长期熬夜的人，非常容易出现激素紊乱。研究发现，长期熬夜不仅会降低体内的瘦素水平，还会增加胃饥饿素水平，所以熬夜容易让人胃口大开。

夜深人静的时候，饥肠辘辘怎么办？于是，熬夜人群打开冰箱到处找东西吃，实在找不到，干脆点开外卖软件，来一次送货上门。但是此时能买到的外卖往往已经是以烧烤为主的夜宵了。大半夜，你一个人大口撸串，再来点啤酒，吃饱喝足了，这才满意地上床休息。但是你知道吗，虽然满足了食欲，可肠胃却不堪重负，叫苦连连。

我们的肠胃不是铜墙铁壁，一整天的时间里它们都在忙碌，从研磨食物到营养吸收，从食物加工到废物排泄。工作了一天，肠胃早已精疲力竭，到了晚上，它们也需要休息。由于激素紊乱给你发出了错误的信号，让你误认为是肠胃需要进食，事实上这不过是激素制造的"梦幻"，你的肠胃根本不需要任何食物。

四、越胖，胃肠病变发生的风险越高

长期熬夜的人，很少有人是瘦子。因为熬夜的人容易饿，喜欢吃夜宵，同时他们选择的夜宵往往是高脂肪和高糖食物，长期这么吃，不胖才怪。

长期熬夜的人，由于睡眠不足，第二天起来总是精神状态不佳，这个时候又要匆匆忙忙去上班，顶着两个熊猫眼，在单位又忙碌了一天，试问，他们哪里还有多余的力气去运动？管不住嘴，迈不开腿，导致在肥胖的道路上越走越远。

很多人会说"胖点有什么不好吗？""胖的人身体才好呢！"。像这样"老古董"的观念，早该改一改了。实话告诉你，一胖毁所有，毁的不仅仅是颜值，还有健康。肥胖会增加多种胃肠疾病的发病率，包括胃食管反流病、贲门腺癌和大肠癌。

⸔ 为什么肚子总是胀气

46 岁的何女士找到我，说："医生，我每次喝完牛奶就会感到肚子胀气，然后我就不停地揉肚子，可气体怎么也排不出去，太难受了。"她怀疑自己的肠胃出现了问题。

通过检查，我发现何女士的肠胃没有发生器质性病变，之所以一喝牛奶就感到肚子胀气，归根结底是乳糖不耐受所致。

原来，牛奶中含有大量的乳糖，乳糖进入小肠之后，会在小肠乳糖酶的作用下分解成葡萄糖和半乳糖，进而进入血液循环供人体利用。如果乳糖酶的活性降低、缺乏甚至缺失，本该在小肠被消化吸收的乳糖便抵达了下一站——结肠。我们的结肠里含有大量的细菌，毫不夸张地说这里拥有一个庞大的菌群王国。

对于结肠中的细菌而言，乳糖是一种美味的糖，自然成为它们争先恐后抢夺的对象。在细菌的作用下，乳糖被分解，进而产生了大量的气体和短链脂肪酸。这些气体会引起腹胀；渗透压可以让水分从浓度低的一侧移向浓度高的一侧，肠腔里的水分增多，就会引起腹胀、腹痛，甚至腹泻的现象。医学界把这种由于乳糖酶活性降低、缺乏甚至缺失导致的异常现象，称为乳糖不耐受。

虽然乳糖不耐受会导致肚子胀气，但也有很多肚子胀气的患者，他们并没有乳糖不耐受，这又是怎么回事呢？

一、肚子里的气体从哪来

要想回答刚才的问题，我们首先得了解一下，肚子里的气体究竟是从哪里来的？其实，正常人的胃肠道内本身就存在大约 100mL 的气体。进食后，气体量会迅速增加，这是因为进食的时候我们不仅吞咽了食物，其实也吞咽了大量的空气。只是空气看不到、摸不着，所以才会被一直忽略。不要小看吞进的空气，它们其实是餐后胃肠道气体的主要来源。

当然，除了吞下去的空气之外，食物本身也会产生气体。如果我们食用了更易产气的食物，这些食物不易在小肠内被消化，当其抵达结肠后，在结肠细菌的作用下，食物残渣被分解、发酵，进而就产生了气体。这些气体主要是由二氧化碳、氢气、氮气、氧气、甲烷、吲哚、粪臭素、硫化氢和氨气等物质构成的。

二、肚子里的气体怎样排出去

肚子里的气体如果太多，就会有胀气感，很多人甚至感觉肚子胀得像是一个皮球，感觉气体在肚子里穿梭。试问，这么多的气体，身体要如何把它排出呢？

为了及时排出肚子里的气体，减少胀气感，身体会采取很多方式，其中最常见的就是嗳气、肛门排气和血液弥散。

嗳气就是大家平时所说的"打饱嗝"。如果胃肠道内堆积了大量的气体，这些气体会导致腹内压和胃内压的增加，在压力的作用下，气体从胃逆流到食管里，再通过口腔排出来，由于听起来是"嗝"的一声，所以被大家俗称为"打饱嗝"。

肛门排气也就是大家所说的"放屁"。一个正常人每天要放 10 ~ 15 个屁，这些屁加在一起的气体量可以达到 500mL 以上。大多数时候，放屁的声音很小，或者根本听不到；只有在很少的情况下，放屁的声音才特别响。放屁本身就是一种再正常不过的现象，这是身体为了排出气体做出的本能反应。然而，很多人却总是把放屁当成一件很尴尬的事情。当屁来临的时候，他们会习惯性地憋屁，以为这样就能让屁化为乌有。事实上，这样的努力不仅痛苦，而且徒劳。当屁要冲出肛门的时候，其实肠道里的压力已经非常大了，这个时候要把屁憋回去，常常要使出洪荒之力。但是用力憋回去，身体就舒服了吗？当然不会，始终存在的气体还是会让肚子不舒服。

眼看放屁这个方式行不通，身体不得不使用第三种方式——血液弥散。被憋住的屁在肠道中被肠壁吸收，然后进入了血液，随着血液循环抵达肝脏，被肝脏过滤后，随即抵达肺部，最终这些气体通过呼吸被排出去了。

三、有屁不放，很容易憋出内伤

虽然身体有很多方式排出气体，但在这些方式里，最主要的就是肛门排气。对于经常憋屁的人来说，有屁不放，很容易憋出内伤。

到了该放屁的时候不放屁，肠道内大量的气体堆积，很容易影响肠道的功能，也会让你感到肚子胀气、腹痛，甚至有憋闷的感觉。经过结肠细菌发酵生成的气体，往往含有吲哚、氨气和硫化氢，当这些气体被吸收入血的时候，还会引起精神萎靡、头昏脑涨和注意力不集中的现象。

所以，作为医生，我要告诉大家的是，不要养成憋屁的坏习惯。

四、肚子总是胀气，要警惕这些情况

对于偶尔出现的胀气，问题不大，这往往是进食了过多产气的食物所致，如果能够减少此类食物的摄入，症状往往会很快改善。但是如果总是感到肚子胀气，无论吃什么东西都是这样，这个时候就要警惕是不是疾病所致了。

很多人其实是消化道本身出现了问题，比如胃肠道肿瘤、溃疡和炎症，这些疾病均有可能导致肚子胀气。如果除了肚子胀气外，还有腹痛、呕吐及肛门停止排便、排气的现象，那么则要高度警惕，这可能是肠梗阻的重要提示。

便秘同样有可能引起肚子胀气。想想看，由于排便困难，大量的食物残渣堆积在肠道内，在细菌的作用下，是不是产生的气体会更多呢？引起便秘的原因有很多，但首先要做的是排除器质性便秘。

很多肚子胀气的患者可能做了许多检查，都没有发现器质性病变，但就是感到肚子胀气，这个时候要警惕功能性疾病，如功能性消化不良、肠易激综合征、功能性腹胀等。

五、检查没有发现大问题，如何减轻胀气症状

如果做了检查没有发现大问题，为了减轻肚子胀气的症状，不妨试试以下方法。

饮食干预很重要。在进食方式上，一定要细嚼慢咽，避免狼吞虎咽时吞入太多的空气；进食的时候最好不要大声说笑，这样做无形中也会吞入大量

的空气。除了注意进食方式外，我们还要少嚼口香糖、少喝碳酸饮料、避免进食太多产气的食物。这里有一种新的饮食方式给大家推荐一下，那就是低FODMAP 饮食。

除了饮食干预之外，适当运动和腹部顺时针按摩也有助于缓解肚子胀气，因为这么做可以促进胃肠道的蠕动。

药物治疗同样是可以选择的。比如去泡剂可以帮助清除胃肠道内的泡沫，这些泡沫内含有大量的气体，二甲硅油就是常用的去泡剂；有些患者可以使用促动力药，促动力药顾名思义就是增加胃肠动力的药，像西沙必利、马来酸替加色罗和琥珀酸普卢卡必利等都属于促动力药，有助于促进肠道气体的排出；益生菌也是不错的选择，研究发现肠道菌群失调，产气的细菌增多更易导致肚子胀气，所以适当补充益生菌，比如双歧杆菌、乳酸杆菌，让肠道菌群恢复平衡，对于控制病情其实是有帮助的。

肠道很敏感，如何通过饮食调整

很多人都有这样的感觉，自己的肠道太敏感了，哪怕饮食上有一丁点不注意，都有可能导致灾难性的后果，进而出现腹部不适、排便习惯及大便性状改变，甚至可能伴有排便紧迫感、排便费力、排便不尽感和大便带黏液的现象。

很多人把肠道形容为"神经质的肠子"，其实这一点都不夸张。肠道之所以很敏感，是因为这里拥有丰富的神经系统，堪称人体的第二个大脑。

无论是营养吸收，还是食物残渣的排泄，都需要肠道的参与。所以，摄入食物的种类与肠道的健康息息相关。对于肠道敏感的人来说，更要注意饮食的种类，如果进食太多油腻食物和高蛋白食物，很容易诱发肠道的不适。

很多肠道敏感的患者到医院寻求医生的帮助，他们常常得到统一的答案，"一定要远离油腻食物和高蛋白食物，多吃点蔬菜和水果就没事了"。

可是，在改变饮食习惯之后，很多患者发现自己的肠道还是很敏感。随着研究的深入，科学家又发现肠道敏感的人不仅需要远离油腻食物和高蛋白食物，还要远离一些糖。科学家把这种特殊的饮食方式称为低 FODMAP 饮食。

一、低 FODMAP 饮食，究竟是一种怎样的饮食

很多人在看到一连串的英文字母后，都是一脸茫然的样子。FODMAP 其实是一个英文缩写，它的全称是 fermentable oligosaccharides disaccharides monosaccharides and polyols。第一个英文单词"fermentable"，它的意思是可发酵的；第二个英文单词"oligosaccharides"，它代表着寡糖；第三个英文单词"disaccharides"，它代表着二糖；第四个英文单词"monosaccharides"，它代表着单糖；第五个英文单词"and"，它的意思是和；第六个英文单词"polyols"，它代表着多元醇。

我们再将这几个单词连在一起，意思就是可发酵的寡糖、二糖、单糖和多元醇。

寡糖，指的是低聚糖。寡糖通常通过糖苷键将 2 ～ 4 个单糖连接成小聚体。它包括两种类型，功能性低聚糖和普通低聚糖。寡糖的特点是难以被胃肠道消化吸收、甜度低、热量低、基本不会升高血糖和血脂。洋葱、大蒜、香蕉里都含有低聚糖。

二糖又名双糖，由二分子的单糖通过糖苷键形成。二糖里最典型的代表是乳糖，它是哺乳动物乳汁中特有的碳水化合物，由葡萄糖和半乳糖组成。说到乳糖，很多人首先会想到乳糖不耐受。对于乳糖不耐受的人群而言，由于小肠无法分解利用乳糖，导致大量的乳糖进入肠道，在肠内细菌的作用下产生气体和短链脂肪酸，进而导致腹痛、腹胀和腹泻。

单糖是不能再进行水解的糖类。果糖是最常见的单糖，可以发酵的单糖主要存在于水果中。很多人都知道乳糖不耐受，却不知道果糖吸收不良。果糖吸收不良常常会引起腹胀、肠痉挛和腹泻。苹果、梨、芒果、桃和西瓜中都含有很多的果糖，如果你存在果糖吸收不良，在进食这些水果后就会出现肠道不适。

多元醇属于甜味剂。大家平时接触到的木糖醇、山梨糖醇其实都属于多元醇。除此之外，苹果、杏、梨、黑莓、西梅、西瓜等水果中都含有较多的多元醇。另外，花椰菜、蘑菇和荷兰豆里也含有较多的多元醇。

二、相同的食物，为什么有不同的结局

看到前面讲的 FODMAP，很多人依然是一脸茫然，因为很多蔬菜和水果里都含有 FODMAP。在过去很长一段时间里，医生总是告诉大家，多吃蔬菜和水果对肠道有益，可现在这些食物反倒成为威胁肠道健康的敌人了，这是怎么回事呢？

原来，不同的人有不同的体质。就拿乳糖不耐受来说，有的人一喝牛奶肚子就不舒服，有的人却一点问题都没有。

任何食物都有两面性。对于肠道状态良好的人来说，FODMAP 有助于促进肠道健康。但对于肠道状态不好的人来说，FODMAP 则会起到相反的效果，它们会进一步加重肠道的不适，这个时候自然需要低 FODMAP 饮食了。

FODMAP 里说的 4 种糖，其实都属于难被吸收的糖。想想看，如果摄入太多，小肠无法吸收这些糖，那么它们就会穿过小肠抵达下一站——大肠。在

我们的大肠里栖息着密密麻麻的细菌，糖是细菌的最爱，在细菌的作用下，糖被分解，从而产生大量的气体，进而引起一系列肠道症状。

三、如何正确低 FODMAP 饮食

低 FODMAP 饮食是一种科学的饮食方式，它是由澳大利亚莫纳什大学的研究人员研发的，是有科学依据的肠道饮食治疗方案。目前在欧美，低FODMAP 饮食疗法已经成为肠易激综合征患者的首选治疗方案。

大量的研究表明，坚持低 FODMAP 饮食能改善50% ～ 80%肠易激综合征患者的症状。2013 年，汇集了世界各国医学专家的罗马基金会将低FODMAP 饮食疗法认定为最安全有效的肠道问题治疗方法。

毫不夸张地说，对于肠道敏感的人来说，除了要远离油腻食物和高蛋白食物外，如果能控制 FODMAP 里说的 4 种糖的摄入，肠道不适的症状就能得到显著改善。

但是，低 FODMAP 饮食包含的学问实在太大了。我们每天接触的食物，包括谷类、蔬菜、水果、乳制品、饮料和调料，具体到其中的每一种，都有诸多种类。在各式各样的食物里，如何区分其是高 FODMAP 食物还是低FODMAP 食物，这是一个庞大的工程。所以，低 FODMAP 饮食是需要不断学习、不断进步的饮食方式。

当你决定坚持低 FODMAP 饮食的时候，一定要按照循序渐进的方式进行。

第一个阶段是严格限制期。前 8 周的时间里，建议你避免食用一切高FODMAP 的食物。这样做的目的就是尽快控制肠道敏感的症状。

第二个阶段是重新引入阶段。经过 8 周的低 FODMAP 饮食疗法，你的肠道敏感症状已经得到了有效控制，这个时候你几乎已经摆脱了不适。这个阶段，更适合你去了解肠道的弱点。问题来了，如何了解呢？那就是重新引入高 FODMAP 食物，弄清究竟是哪一种食物会引起你的不适。比如第一周先尝试含有寡糖的食物，下一周再尝试含有乳糖的食物，依次类推，直至所有的高FODMAP 食物，你全部尝试了一遍。同时及时记录每一种食物引起的症状。由于食物的种类太多了，建议你一定要专门找个笔记本将其记录下来，这非常重要，好记性不如烂笔头。

第三个阶段是稳定阶段。你已经对身边所有的食物都了如指掌了，你知道哪些食物能吃，哪些不能吃，以及应该吃多少量。足够的了解让你的肠道不适症状大大减轻。你也完全不用担心低 FODMAP 饮食疗法会导致营养不良，因为人体所需的营养成分完全可以通过其他合适的食物进行补充。

下面我将给大家介绍，在谷物和谷物制品、水果、蔬菜、乳制品、饮料、调料这几种常见食物类型中包含的高 FODMAP 食物和低 FODMAP 食物。（表 1）

表1　常见食物类型中包含的高 FODMAP 食物和低 FODMAP 食物

	高 FODMAP 食物	低 FODMAP 食物
谷物和谷物制品	小麦、大麦、黑麦、大豆和大豆制品、豌豆、芸豆、鹰嘴豆、荷兰豆、扁豆、红豆等；意大利面、拉面、乌冬面、挂面、包子、馒头、面包、饼干、比萨饼等	大米、小米、高粱、燕麦、荞麦、土豆等；米粉、燕麦片、荞麦面、魔芋面、玉米面、玉米淀粉、红薯粉、土豆粉等
水果	苹果、桃、西瓜、杏、葡萄柚、荔枝、柿子、牛油果、木瓜、樱桃、西梅、石榴、黑莓、芒果、梨等	香蕉、菠萝、草莓、椰子、葡萄、猕猴桃、橙子、橘子、柠檬、火龙果、榴梿、蓝莓、杨桃、圣女果等
蔬菜	大蒜、洋葱、韭菜、苦瓜、葱（包括大葱和小葱）、西芹、芦笋、朝鲜蓟、花椰菜、蘑菇等	茄子、豆芽、胡萝卜、菠菜、香菜、白菜、竹笋、白萝卜、南瓜、黄瓜、番茄、辣椒、秋葵、生菜、西蓝花、香芹、甘蓝、莴苣等
乳制品	牛奶、羊奶、酸奶、冰激凌、乳制甜品、牛奶布丁、奶油、软干酪等	无乳糖牛奶、无乳糖羊奶、无乳糖酸奶、布里干酪、切达干酪、菲达奶酪、蜂窝奶酪、马苏里拉奶酪、戈贡佐拉奶酪、黄油等
饮料	由高 FODMAP 水果制作的果汁、碳酸饮料（可乐、雪碧等）、乌龙茶、蒲公英茶、奶茶、菊花茶、咖啡、苹果酒、波特酒、朗姆酒、超过 200mL 以上的啤酒和葡萄酒等	由低 FODMAP 水果制作的果汁（不能过量）、红茶、绿茶、白茶、薄荷茶、小于 200mL 以内的啤酒和葡萄酒、蒸馏酒（伏特加、金酒、白酒、龙舌兰酒、白兰地，注意不能过量）、矿泉水等
调料	蜂蜜、苹果酱、绿芥末、烧烤酱、咖喱酱、甜味剂（玉米糖浆、果葡糖浆、山梨糖醇和木糖醇）等	米醋、蚝油、黄芥末、辣椒粉、酱油、花生酱、胡椒、八角、薄荷酱、酵母、芝麻等

⎰ 检查没发现问题，但肚子就是不舒服

小紫问我："医生，我的肚子明明很不舒服，你却说我没多大问题。如果没有问题，我的肚子为什么会这么不舒服？"对于 28 岁的她来说，她感觉自己掉进了一个无限循环里，她跳不出那个怪圈，非常痛苦。"我很难受，病了这么久，我越来越抑郁。但越是心情不好，我的肚子就越不舒服。"小紫不停地向我重复着她的症状。

小紫是在两年前确诊的肠易激综合征。整整两年的时间，她去不同的医院找不同的医生看过，仅肠镜就做了五六次，但是每一次的检查结果都说她的肠道是正常的。"既然是正常的，我为什么会这么不舒服？老天，我该怎么办？"小紫很无奈。

除了医生之外，很少有人会理解肠易激综合征患者的痛苦，身边的人甚至认为：做那么多次检查都没有发现问题，你却依然有各种不适，明摆着是心理有病啊！

一、肠道为什么会如此敏感

肠易激综合征其实就是肠道变得更敏感了，你也可以这么理解，肠子变得有点"神经质"了。之所以有这样的变化，是因为我们的肠道里存在一个特殊的肠神经系统。肠神经系统包含胃肠道的黏膜下神经丛和肌间神经丛的神经节细胞、中间连结纤维，以及从神经丛发出供应胃肠道平滑肌、腺体和血管的神经纤维。人肠壁内的神经节细胞超过 1 亿个，你可以想象，这是一个多么庞大的系统！

很多人对肠道存在误解，他们觉得肠道的作用只是负责排便和排气。想想看，如果真这么简单，为何身体还要在此处配备一个如此庞大的神经系统呢？

我们在伤心的时候，形容自己是"肝肠寸断"；我们在担心的时候，形容自己是"牵肠挂肚"。老祖宗在创造这些词的时候将"肠"写在其中，证明了

在他们看来，肠子不仅会思考，并且有情绪。随着医学的不断进步，科学家终于揭开了真相，原来恰恰是因为肠道拥有丰富的神经感受器，才使得它能够感受到我们情绪的变化。

二、肠道和大脑的相似之处

肠道里拥有神经系统，这不由让我们想到另一个器官——大脑。作为人体的中枢司令部，大脑里同样拥有神经系统。

一个肠神经系统，一个中枢神经系统，两者之间是不是存在相似之处呢？通过研究，科学家发现了更有趣的现象。

第一个相同点，两者都拥有丰富的神经元细胞。大脑里的神经元细胞数量高达1000亿，仅在大脑皮层中就约有140亿个神经元细胞。这些神经元细胞大小不一，形态多样，而且分为感觉神经元、运动神经元和联络神经元等多种类型。肠道神经系统里神经元的含量高达8亿～10亿，相当于整个脊髓内含有的神经元总数。这些神经元同样有多种类型，不同的神经元之间形态结构均有显著差别。

第二个相同点，两者都拥有丰富的神经递质。神经递质是神经元之间或神经元与效应器细胞之间传递信息的化学物质。根据神经递质的化学组成特点，其主要分为胆碱类（乙酰胆碱）、单胺类（去甲肾上腺素、多巴胺和5-羟色胺）、氨基酸类（兴奋性递质如谷氨酸和天冬氨酸；抑制性递质如 γ 氨基丁酸、甘氨酸和牛磺酸）及神经肽类等。令人难以置信的是，大脑里存在的神经递质，肠道里也有。

第三个相同点，两者都拥有防御屏障。大脑与血液之间有一个防御屏障叫血脑屏障，它是由毛细血管的内皮细胞及其间的紧密连接、毛细血管基底膜及嵌入其中的星形胶质细胞和周细胞等组织构成的。血脑屏障能够阻止有害物质、细菌、病毒由血液侵入脑组织。而肠道和血管之间也有一个屏障，叫肠道血管屏障。肠道血管屏障的存在，使得有害物质、细菌、病毒很难通过肠道进入血液。同样，由于这条屏障的存在，也使得血液里的有害物质、细菌和病毒很难通过血液进入肠道。

鉴于肠道和大脑之间有诸多相似之处，所以人们又把肠道称为人体第二大脑。

三、脑肠轴

肠神经的过度敏感是肠易激综合征反复发作的重要因素，稍有风吹草动，肠神经便会默认为受到了剧烈攻击。除了肠道以外，大脑里也有一个庞大的神经系统。有人认为大脑是司令部，肠神经必然受中枢神经的支配。然而新的研究发现，肠道和大脑其实是相互影响的。

当肠道出现不适的时候，肠神经系统获得了讯息，将异常报告给大脑，大脑不停接收来自肠道的信号，久而久之就会引起大脑过度反应，导致情绪和行为的异常。当大脑出现功能异常，比如大脑神经递质分泌异常导致了抑郁症的发作，长期处于抑郁状态，也会让肠道变得更加"神经质"。

鉴于肠道和大脑之间的这种千丝万缕的联系，科学家们提出了脑肠轴的概念。它是人体内由大脑和肠道共同构成的系统。大脑和肠道看似相隔十万八千里，但两者之间是有一条神秘的连接轴的。有科学家发现，这条神秘的连接轴其实是自主神经。自主神经更像是一条高速公路，连接着肠道和大脑，让看似相隔十万八千里的两者，实际距离一下子缩短了很多。

由于脑肠轴的存在，使得大脑和肠道互相以神经递质的形式进行沟通，共同调节着我们的情绪反应、新陈代谢和免疫反应。

四、肠易激综合征的抗抑郁治疗

熟悉了肠易激综合征的发病机制，我们就能够理解患者的痛苦了。事实上，他们根本不是无病呻吟，由于脑肠轴的作用，使得他们陷入了一个恶性循环，即肠道不舒服，让人变得抑郁，人一旦抑郁，肠道则会更加难受。

走不出这个怪圈，其实是脑肠轴在背后作怪。

鉴于此，在针对肠易激综合征的治疗方面，医生会考虑给予患者抗抑郁药物治疗和心理治疗。抗抑郁药物治疗主要是提升大脑里的5-羟色胺水平。熟悉5-羟色胺的人都知道，它是一种能产生愉悦情绪的信使，几乎影响着大脑活动的方方面面，从调节情绪、精力、记忆力到塑造人生观。

5-羟色胺水平较低的人群更容易发生抑郁、冲动行为、酗酒、自杀、攻击及暴力行为。大量的研究发现，肠易激综合征与5-羟色胺关系密切。

所以对于罹患肠易激综合征的患者，通过积极的抗抑郁治疗，提高大脑里

5-羟色胺的水平，再通过脑肠轴的作用，从而可以让肠道变得不再那么"神经质"。

　　除了药物治疗外，心理疗法同样是治疗肠易激综合征的重要方法。目前心理医生常用的心理动力治疗、认知行为治疗和催眠治疗，都有助于帮助患者走出怪圈。特别是催眠治疗，它可以让患者明显减少用药剂量，甚至让直肠感觉正常。

肠道菌群王国，从兴盛到衰落

在我们的肠道内，栖息着密密麻麻的微生物，这些微生物被称为肠道菌群。在漫长的时间里，菌群在肠道里建立了一个庞大的微生物王国。在这个微生物王国里，定居着 500 种以上的细菌，总数为 10^{13} ～ 10^{14} 菌落形成单位。

毫不夸张地说，肠道里拥有的细菌数量甚至超过地球上所有的动植物数量。如此多的细菌，究竟是哪里来的？

当宝宝还在妈妈子宫里的时候，肠道其实是无菌的。子宫为其提供了最佳庇护所，并抵制了所有外来的细菌，避免了严重感染的发生。宝宝出生之后，他开始接触一个崭新的世界，这个世界的任何角落都栖息着无数看不到、摸不着的微生物，在宝宝呼吸、吃奶、哭闹的时候，就会主动摄入这些微生物。这些微生物进入身体，最终在肠道里停留下来，建立起最原始的肠道微生物王国。

所以，宝宝生长发育的阶段其实也是肠道菌群努力发展的阶段，一直到整个王国彻底成形，王国的缔造者——肠道菌群终于大功告成。

一、肠道菌群的种类

肠道菌群的种类高达 500 种以上。在很多人看来，既然是能栖息在肠道里的细菌，那么一定是有益菌。事实上，这种认识是错误的。

在我们的肠道里，不仅有好的细菌，也有坏的细菌。根据不同细菌发挥的作用，肠道菌群分为三大类：有益菌、有害菌和条件致病菌。有益菌，顾名思义是对健康有益的微生物，比如双歧杆菌、乳酸杆菌等都属于有益菌；有害菌是对健康存在潜在威胁，一旦失控就会大量生长并产生多种有害物质的微生物，比如痢疾杆菌和沙门菌等都属于有害菌；条件致病菌在正常情况下不仅无害，反而有益，只是某种情况下导致其增殖失控，变成了坏的细菌，比如大肠杆菌、肠球菌等。

不同的细菌在肠道内的占比不同，各个菌群间相互制约又相互依存，在质和量上形成一种动态平衡。恰恰是这种平衡，对于维系肠道健康发挥着至关重要的作用。由于有益菌是对健康有益的微生物，所以一个完美的肠道菌群王国，肯定是有益菌占据主导地位。有益菌的数量可以是有害菌的 1000 ~ 10000 倍，所以它是当之无愧的王者。相对于有益菌，有害菌和条件致病菌的数量是很少的。

二、肠道菌群的失调

由于肠道里的细菌是活的微生物，所以肠道菌群并不是固定不变的。毫不夸张地说，这个庞大的微生物王国其实时刻都在发生着变化。

之所以会出现变化，是因为能影响肠道菌群的因素实在是太多了。

比如药物。生老病死是自然规律，一个人从出生到死亡，在这段漫长的时间里，是不可能不生病的。生病之后，为了治疗疾病，就需要使用药物。药物对肠道菌群会有影响吗？当然会。很多肠道细菌在药物的代谢中发挥着重要作用，比如乳果糖和水杨酸偶氮磺胺吡啶。很多药物同样会影响肠道菌群的比例，其中影响最大的就是抗生素。说到抗生素，很多人会说："医生，抗生素不是用来杀有害菌的吗？"错。抗生素并没有选择性杀伤的能力，它一旦进入身体里，对于任何细菌，不管是有益菌还是有害菌，它都会格杀勿论。想想看，如果杀死的有益菌种类和数量太多，结果会怎样？当然容易导致肠道菌群失调。

年龄同样是引起肠道菌群失衡的重要因素。随着年龄的增长，肠道内的有益菌会减少，有害菌则会增加，一旦菌群比例失衡，自然会导致肠道菌群失调。所以，曾有科学家做出过这样的推测，肠道菌群是决定长寿的密码，如果人老了，其肠道菌群依然很稳定，那么这样的人不仅免疫力更高，还更易长寿。

饮食习惯决定了肠道菌群的种类和数量。膳食纤维能够促进有益菌的生长。相反，如果总是进食高脂肪的食物，则容易引起肠道菌群失衡。我们把能够促进有益菌生长的物质，称为益生元。

肠道动力也会影响肠道菌群的结构。正常的动力有助于及时排空肠道里的内容物。如果肠道动力减弱，无法及时排泄代谢废物，就会导致肠内容物的滞留，最终则会增加细菌过度繁殖的机会。

三、肠道菌群失调的危害

肠道菌群对于人体而言至关重要。肠道菌群能够发酵碳水化合物，产生丙酸盐、丁酸盐和乙酸盐，这些物质都属于短链脂肪酸。短链脂肪酸对于人体的代谢作用已经被很多研究证实，它不仅为结肠上皮细胞提供了重要的能量来源，在免疫系统和炎症应答中也发挥了重要作用，甚至还会影响细胞因子的产生。

除此之外，肠道菌群还能合成维生素，比如乳酸菌能够合成维生素 B_{12}，双歧杆菌则是叶酸的主要生成者。除此之外，肠道菌群还能合成维生素 K、维生素 B_2、泛酸、维生素 B_1 和烟酰胺。

在我们的肠道里，有一个庞大的肠黏膜屏障系统。这个系统发挥的作用是将肠腔内的物质与机体内环境相隔离，从而能够避免肠腔内的有害物质进入内环境，有助于维持内环境的稳定。肠黏膜屏障系统由机械屏障、化学屏障、免疫屏障、生物屏障和肠蠕动共同构成。

机械屏障主要由肠黏膜上皮细胞和细胞间紧密连接构成；化学屏障主要由肠黏膜上皮分泌的黏液和消化液构成；免疫屏障主要由肠相关淋巴组织、肠系膜淋巴结构成；生物屏障主要由肠道菌群构成。

由此可见，如果肠道菌群失调，势必会影响肠黏膜屏障系统的稳定，甚至会导致系统的崩溃。没有了这个防御屏障，肠腔里的细菌和内毒素就会长驱直入，它们越过肠黏膜屏障，进入肠系膜淋巴结、门静脉系统，最终抵达体循环和肝、脾、肺等器官，导致这些部位出现严重的感染，医学上将这种现象称为肠道菌群的易位。

四、肠道菌群失调的表现

46 岁的唐先生因为不明原因的腹泻找到我。他说自己在两周前出现了感冒症状，流鼻涕、打喷嚏，当时他吃了 4 天的头孢类抗生素，停用后开始出现腹泻。唐先生以为自己是得了急性肠炎，又继续吃抗生素，结果越吃，腹泻越严重。

　　检查排除了肠道本身的器质性病变后，我告诉唐先生，他之所以会腹泻，就是因为滥用抗生素导致了肠道菌群失调。

　　感冒往往是病毒导致的。试问，病毒感染使用抗生素治疗，这不是滥用吗？明明是滥用抗生素导致的腹泻，却误认为是感染引起的急性肠炎，而继续使用抗生素，用的抗生素越多，导致肠道菌群失调的现象就越严重，腹泻肯定好不了。

　　肠道菌群一旦失调，往往会引起各种各样的症状。即便是轻度的肠道菌群失调，也可能引起轻微的排便异常。如果是中度肠道菌群失调，患者则可能表现为慢性腹泻，一般不能自行恢复，往往需要治疗才能纠正。如果是重度肠道菌群失调，患者则会表现出更严重的腹泻，甚至出现腹痛和毒血症的表现，如假膜性小肠结肠炎。

益生菌真的是万能药吗

　　益生菌一词源于希腊语，它的意思是"对生命有益"。但是，人类正式开始研究益生菌的时间，则要追溯到 100 多年前。1899 年，法国巴黎儿童医院的蒂赛从健康母乳喂养的婴儿粪便中分离出了第一株益生菌菌种——双歧杆菌。随后，蒂赛发现缺乏双歧杆菌会让婴儿更易腹泻，营养状态也变得更差。

　　1900—1901 年，肠道内的另一株益生菌菌种——乳酸菌被发现。随后，丹麦人奥拉·严森首次对乳酸菌进行了分类。

　　1905 年，保加利亚科学家斯塔门·格里戈罗夫第一次发现并从保加利亚酸奶中分离出了"德氏乳杆菌保加利亚亚种"。

　　1908 年，"益生菌之父"俄国科学家伊拉·伊里奇·梅契尼科夫通过对保加利亚人的饮食习惯进行研究，发现当地很多居民都是百岁老人，而且这些人有着长期饮用发酵牛奶的传统。随后，梅契尼科夫发现发酵牛奶里存在对人体有益的细菌和酵母菌等微生物。于是他提出了自己的理论，即保加利亚人长寿的秘诀是源于他们日常食用的酸奶中的益生菌，并且指出人体肠道内的细菌能影响人体的健康。

　　不过受限于当时的条件，益生菌的概念并没有被延续下去。在沉寂了几十年之后，到了 20 世纪 50 年代中期，益生菌才重新被欧洲的科学家提出来。1965 年，在 LillyD.M. 和 StillwellR.H. 于《科学》杂志上发表的论文《益生菌——由微生物产生的生长促进因素》中，第一次使用益生菌这个词，并把它概述为一种微生物产生的可以刺激其他微生物生长的物质。

　　1989 年，英国微生物学家罗伊·福勒博士把益生菌定义为能够促进肠内菌群生态平衡，并对宿主起到有益作用的活的微生物制剂。

　　2001 年，联合国粮食及农业组织和世界卫生组织对益生菌做出了这样的定义：通过摄取适当的量，对食用者的身体健康能发挥有效作用的活菌。

一、无处不在的益生菌产品

如今，有关益生菌的产品可以说是无处不在。在超市里，有专门的酸奶冷藏柜，里面摆满了琳琅满目的益生菌酸奶；在药店里，我们不仅能购买到益生菌药品，还能购买到益生菌保健品。

由于益生菌的概念早已深入人心了，所以大家在出现不舒服的时候，首先会想到使用益生菌制剂。很多腹泻或便秘的患者，会把益生菌制剂作为治疗首选。

很多人认为，导致腹泻的罪魁祸首其实是肠道菌群失调。在肠道菌群里，有益菌扮演的角色尤其重要，所以通过补充益生菌，就可以促进肠道菌群恢复到健康状态。还有很多人认为，导致便秘的罪魁祸首其实也是肠道菌群失调，所以补充益生菌又可以缓解便秘。

听起来，两种言论似乎都有道理。但问题是，益生菌真的是万能药吗？

二、并非所有的腹泻都适合使用益生菌进行治疗

在腹泻的治疗领域中，益生菌是被研究过最多的药物之一。有些腹泻与肠道菌群失调有关，比如抗生素相关性腹泻就是由于服用抗生素，杀死了肠道内的有益细菌，导致有害菌过度生长所致。这样的腹泻，当然可以使用益生菌治疗。对于某些急性感染性肠炎导致的腹泻，比如轮状病毒性肠炎、诺如病毒性肠炎、细菌性肠炎，它们会导致肠道菌群失调，及时补充益生菌有助于恢复肠道菌群的生态平衡，从而抑制病原体的定植和侵袭，有助于降低治疗后腹泻的复发率。对于乳糖不耐受引起的腹泻，可以使用双歧杆菌和乳酸杆菌等益生菌制剂，它们在分解乳糖的时候只产酸不产气，这样就能减轻乳糖不耐受的症状。对于肠易激综合征和溃疡性结肠炎导致的腹泻，使用双歧杆菌、乳酸杆菌、布拉氏酵母菌等益生菌制剂，可以纠正肠道菌群失调，对于腹泻也有一定的疗效。

虽然肠道菌群失调是导致腹泻的重要病因，但是并不是所有的腹泻都一定是由肠道菌群失调引起的。比如大肠癌、肠淋巴瘤、肠神经内分泌肿瘤、结肠息肉导致的腹泻，往往与肠道菌群无关。除此之外，很多胃病，比如胃癌、萎缩性胃炎会导致胃酸缺乏，也会引起腹泻，这样的腹泻与肠道菌群也没什么关

系。进行胃大部分切除、胃空肠吻合的患者，由于食物进入空肠过快，也会引起腹泻，这样的腹泻同样与肠道菌群无关。还有一些肝、胆、胰腺疾病，比如肝硬化、肝癌、慢性胆囊炎、慢性胰腺炎、胰腺癌等，它们能够导致消化酶的分泌异常，从而对食物的消化出现异常，故也可能引起腹泻，这样的腹泻也与肠道菌群无关。

既然与肠道菌群无关，不涉及菌群失调，那么补充益生菌其实是多此一举的。要想止住以上的几种腹泻，还是应该积极治疗原发病。

三、益生菌用来治疗便秘，证据不足

导致便秘的原因非常多，比如先天性巨结肠、肠狭窄、盆底失弛缓综合征、肛裂、痔疮、大肠癌、抑郁症、厌食症等。对于这些疾病导致的便秘，必须积极治疗原发疾病，单纯口服益生菌，往往起不到很好的效果。

对于排除器质性疾病，考虑功能性便秘的患者，他们便秘的发生主要与不健康的生活习惯，比如食物过于精细、食物热量过高、进食的蔬菜和水果过少、喝水少、运动少、排便习惯不好有关。

至于肠道菌群失调是否与便秘相关，有研究发现慢性便秘的患者，粪便中双歧杆菌数量上升接近于健康人群水平，而拟杆菌和肠球菌在数量上有不同程度的下降，但到底是便秘导致了肠道菌群比例变化，还是菌群比例变化导致了便秘，目前还没有一个肯定的答案。

在补充益生菌之后，便秘是否能够得到改善，依然是一个争议很大的问题。功能性便秘的发生原因复杂。研究发现，如果不改变不健康的生活方式，即便口服益生菌，也无法有效缓解便秘。由此可见，单独用益生菌治疗便秘，并不能收到满意的疗效。

也有研究发现，很多便秘患者口服益生菌有效，是因为益生菌制剂中加入了益生元。简单来说，益生元就是能为有益菌提供养分，促进其生长的物质。常见的益生元包括低聚果糖、低聚半乳糖、乳果糖、母乳低聚糖、菊粉、果寡糖等。像大家很熟悉的乳果糖，就有通便的作用。

四、长期应用益生菌是否安全

2019 年，发表在顶级学术期刊《cell》上的两篇重磅论文指出，益生菌对人体并没有我们想象得那么有益，其甚至会干扰肠道原有的微生物。

一石激起千层浪，长期应用益生菌到底是否安全这个话题，开始引起了人们的极大关注。但是到目前为止，国际上还没有使用益生菌会导致严重不良反应的报道。即便如此，新的研究成果还是开始让我们对身边的益生菌制剂不那么放心了。

事实上，虽然肠道有益菌对于维系健康至关重要。但大多数时候，我们根本不需要再额外服用益生菌制剂，更不能把益生菌当成万能药长期服用。

我的建议是，益生菌不是万能药，益生菌相关药物的使用需要严格的指征，我们不能把益生菌相关药物当成保健品来服用。任何益生菌相关药物的使用，无论是儿童使用还是成人使用，都应该及时咨询专业的医生。

⸹ 肠道问题，真的是万病之源吗

你了解自己的肠道吗？肠道是人体重要的消化器官，它不仅是消化管中最长的一段，也是功能最重要的一段。肠道分为小肠和大肠。小肠包括十二指肠、空肠及回肠，它的主要作用是吸收食物中的营养成分。大肠则包括盲肠、阑尾、结肠、直肠和肛管，它的主要作用是进一步分解食物残渣，形成粪便，最后经肛门将其排出体外。

肠道的功能看似简单，但如果我们用数据来诠释，你就能发现，原来我们的肠道竟是如此不简单。

肠道里分布着 8 亿～ 10 亿个神经元，相当于整个脊髓内所含的神经元总数。所以，肠道又被称为人体第二个大脑，也称腹脑。

肠道是最重要的食物加工场所，食物当中 97.5% 的营养物质是由肠道吸收的。

肠道平均要处理 65000kg 食物，相当于 12 头大象的重量。与此同时，肠道还要处理大量的代谢废物。80% 以上的毒素，由肠道排出体外。

肠道很长，表面积也最大。这里不仅有细菌，还聚集了丰富的免疫细胞。人体 70% ～ 80% 的免疫细胞都聚集在肠道内，它们负责抵御外来的致病微生物。

对于健康而言，肠道发挥着至关重要的作用。然而大多数人对于肠道健康的认识都是如果肠道不好，就会出现便秘或腹泻。但是随着研究的深入，科学家们发现肠道健康一旦出现异常，不仅会引起肠道疾病，还会引起肠道以外的全身性疾病，像肥胖、2 型糖尿病、肝病、动脉硬化等，这些都与肠道疾病有关。

正因如此，在医学界一直流传着这样一句话"万病之源，始于肠道"。

一、肠道问题归根结底是肠道菌群失衡

早在 2400 多年前，西方医学的奠基人希波克拉底就曾指出，所有疾病都从肠道开始。随着研究的深入，科学家们发现这背后真正的原因其实是肠道菌

群失衡。

　　我们的肠道与其他器官不同，这里栖息着成千上万的细菌，菌群在此建立了微生物王国。菌群的平衡会让肠道内环境更加稳定，但是一旦菌群失衡呢？在看不见的微生物世界里，不同的细菌与细菌之间进行着激烈的斗争，有害菌的势力不断壮大，有益菌节节溃败，已经无力在控制整个王国。当有害菌成为王国新主宰的时候，肠道内环境会逐渐变得千疮百孔，无论是营养吸收的能力、处理代谢废物的能力，还是免疫能力，都受到了极大的影响。这个时候，肠道已经出现了大问题。

　　像大家熟知的肠易激综合征、溃疡性结肠炎、克罗恩病、肠癌等，其实都与肠道菌群的失衡、肠道内环境的改变有关。

二、肠道菌群失衡与肥胖

　　科学家最开始研究菌群和肥胖之间的关系，是从小白鼠身上进行的。2013年，世界著名肠道菌群研究专家，美国科学院、医学院双料院士，圣路易斯华盛顿大学医学院的杰弗里·戈登教授课题组在《科学》杂志上发表了重要的研究成果：双胞胎姐妹一胖一瘦，将她们各自的肠道菌群分别移植给大小和体重相同的小白鼠，同时给小白鼠喂同样的食物（低脂肪、高膳食纤维）。结果接受胖丫头肠道菌群的小白鼠变成了胖老鼠，而接受瘦丫头肠道菌群的小白鼠还是原来的样子。由此推断，肠道菌群影响了胖瘦。

　　肠道菌群构成了肠黏膜的生物防御屏障。如果肠道菌群失衡，就意味着生物防御屏障已经遭到了破坏。一旦屏障出现漏洞，就会导致肠黏膜通透性增加，很多人把这种情况视作"肠漏"。"肠漏"让一些有毒的分子可以穿过肠黏膜屏障跑到血液里，进而引起脂多糖增多。脂多糖是一种内毒素，很容易诱发亚临床炎症。亚临床炎症的持续存在，就会导致能量代谢异常，这是形成肥胖的重要机制。

　　肠道菌群的失衡会导致肠道内的短链脂肪酸减少。短链脂肪酸对于人体而言至关重要。短链脂肪酸主要来源于结肠中厌氧细菌对肠道内纤维和不可消化糖的发酵。短链脂肪酸参与食欲调节与能量稳态。短链脂肪酸产生的越多，越有助于改善和预防肥胖；短链脂肪酸产生的越少，越容易出现肥胖。

　　对于肥胖者而言，特别容易出现胰岛素抵抗，发生糖尿病的风险也更高。

三、肠道菌群失衡与肝病

说到肝脏，很多人首先会想到肝脏主要是用来解酒的。虽然肝脏能解酒，但是肝脏不是为解酒而生的器官。大多数时候，肝脏发挥的是解毒功能。

那么，肠道与肝脏之间究竟有什么联系呢？肠道是人体最长的消化管，营养物质的吸收几乎都是在肠道里进行的。肝脏分泌的胆汁流入肠道，为消化和吸收脂肪提供帮助。为了报答肝脏的恩赐，肠道将大量的营养提供给肝脏。从解剖角度来看，肝脏从肠道通过门静脉获得 70% 的血液供应。正是丰富的血供，才让肠道吸收的营养物质得以源源不断地运输到肝脏。

一旦肠道菌群失衡，很容易导致小肠细菌过度生长。过度生长的细菌会产生大量的有毒物质，我们把这些有毒物质称为内毒素。内毒素能够突破小肠黏膜的防线，也可以通过肠道血管抵达肝脏，并在肝脏里激活肝脏库普弗细胞，进一步释放 TNF-α（肿瘤坏死因子）等炎症因子。这些炎症因子能够引起肝脏纤维化及脂质过氧化，从而导致脂肪肝的发生。

也有很多人会说："不就是脂肪肝吗，有什么大问题？"

对，短时间内脂肪肝也许不会有太大的危害，可如果肠道菌群失衡得不到改善，肠道的内环境长期紊乱，毒素被源源不断地运送到肝脏，即便肝脏的再生能力很强，但面对如此大量的毒素，它也会不堪重负。时间长了，脂肪肝还会进一步发展为肝硬化，甚至是肝癌。

四、肠道菌群失衡与动脉硬化

如果肠道菌群平衡，肠道里产生的有益物质更多，这样不仅有利于肠道的健康，也有利于肝脏的健康。可是，在肠道菌群失衡之后，肠道就像一个生病的老人一样，不仅功能会明显下降，产生的毒素也会更多。

在肠道产生的毒素里，有两种物质想必大家都不陌生，那就是吲哚和苯酚。有研究发现，吲哚和苯酚对血管的危害与尼古丁无异。

尼古丁是香烟燃烧的时候释放的一种有害物质，它不仅会让人上瘾，还是诱发血管疾病的罪魁祸首。所以，长期吸烟者更易出现心脑血管疾病。

当肠道产生大量的吲哚和苯酚后，这些有毒物质被肠道吸收进入血管。有毒物质像尼古丁一样不断刺激血管、损伤血管，时间长了就会诱发动脉硬化。

⺁ 为什么女性更易出现便秘

文女士说："我才 29 岁就饱受便秘的困扰。医生，我真的不想再靠泻药通便了。"文女士告诉我，她从 3 年前开始出现便秘，当时没那么严重，有一次在朋友的推荐下选择了一款润肠茶，朋友把这款润肠茶夸得天花乱坠，说它不会引起任何不良反应，里面的成分都是纯天然的芦荟，喝它不仅能够润肠通便，还能够减肥。

文女士选择了这款润肠茶。喝了一段时间后，她发现便秘问题虽然解决了，但是不能停药，一停药问题就更加严重。前段时间，文女士到我们医院做了一次肠镜检查，检查结果提示结肠黑变病。文女士将润肠茶拿给医生看，医生发现里面不仅含有芦荟，还含有番泻叶，这些都属于刺激性泻药，喝的时间长了很容易诱发结肠黑变病。

在医生的建议下，文女士停掉了润肠茶，并且改变了不健康的生活习惯，便秘的现象有所好转。但 3 个月前，在文女士发现自己怀孕之后，便秘现象突然又加重了。她想去买泻药通便，但又怕药物对腹中胎儿有影响，文女士开始左右为难。

事实上，像文女士这样的女性便秘患者不在少数。很多人认为，便秘是老年人才会出现的疾病，其实不是这样的，很多年轻女性同样可能长期饱受便秘的困扰。数据显示，女性便秘发生的概率是男性的 3 ~ 6 倍。在便秘问题上，男女差别之所以如此大，一方面是因为生活习惯所致，另一方面则是因为女性特有的生理因素所致。

一、女性特有的生理结构

相对于男性而言，虽然女性的骨盆更加宽大，但骨盆宽大并不意味着一定不会便秘。

当粪便抵达直肠的时候，会刺激直肠壁内的感受器发出便意给大脑。在大脑的控制下，直肠收缩，肛门括约肌松弛，膈肌和腹肌收缩，腹压增加，将粪便顺利排出体外。

对于女性而言，直肠的前方比邻子宫和阴道。一些原因导致子宫增大，势必也会直接压迫到直肠，导致便秘现象的发生，比如妊娠、宫颈癌、子宫内膜癌、子宫肌瘤等。直肠和阴道之间有一层筋膜，医学上将其称为直肠阴道隔。直肠阴道隔菲薄，则会导致直肠前壁松弛，容易朝向阴道膨出，形成直肠前突，当大便抵达直肠的时候，很容易潴留在直肠前突内，导致便秘发生。

相对于男性，女性的肛管更短，排便时腹内压升高，盆底收缩，直肠壁受到两者的挤压，导致直肠壁脱垂，也会引起便秘的发生。

二、生理激素水平变化与便秘

很多女性都有这样的感觉：当月经来临的时候，自己会出现排便困难的现象；当月经结束的时候，便秘的现象又能很快缓解。

原来，这都是因为生理激素在发挥作用。

对于女性来说，月经来临的时候，有两种生理激素的水平会明显升高，那就是雌激素和孕激素。这两种激素一方面刺激子宫内膜脱落，另一方面则有抑制肠蠕动的作用。肠蠕动减慢了，就像发动机失去了动力，自然容易出现排便困难。

对于妊娠期女性来说，怀孕同样能够导致生理激素水平升高，进而导致肠蠕动减慢。另外，很多人发现，随着肚子越来越大，便秘现象似乎更严重了。出现这种情况，一方面是因为生理激素水平影响，另一方面则是子宫不断增大导致腹内压升高，直肠受到压迫和盆腔静脉淤血等因素都会导致妊娠期女性便秘现象更加严重。

回头再看文女士，你就能明白，为什么怀孕后原本缓解的便秘会突然加重了。

三、不健康的生活习惯

第一，精神压力大。很多女性年纪轻轻就饱受便秘的困扰，而且她们中的很多人都有着体面的工作。年轻白领虽然表面很光鲜，但是她们承受的压力是一般人所不知道的。生活节奏快、工作辛苦、精神紧张，这些都会成为便秘的诱发因素。这是因为大脑是控制排便的司令部，精神压力大容易导致排便中枢的功能异常。

第二，没有养成规律的排便习惯。一日三餐要规律，经常不吃早餐，很容易出现胃病；作息要规律，长期熬夜，免疫力下降，人衰老得更快，则会出现年纪轻轻就人老珠黄的现象；排便同样要规律，如果不规律，就可能诱发便秘。到了该排便的时候不排便，想排便的时候又排不出了。很多女性由于工作强度大、工作忙碌，经常有憋大便的习惯，时间长了，排便中枢的反应变得迟钝，就会导致排便习惯改变。

第三，管不住嘴。很多白领女性工作繁忙，自己根本没时间回家做饭，很多人常常是从早到晚一直坐在办公室里，每天吃着各种外卖。如果一日三餐顿顿都是大鱼大肉，顿顿都是精米细面，很少或从来不吃富含膳食纤维的蔬菜、水果、粗粮，那么时间长了就很容易出现便秘。有很多女性晚上要熬夜加班，忙到很晚感觉饿了，又跑到外面去吃夜宵，吃各种辛辣刺激性食物，吃饱了就直接回家睡觉，这样又会进一步加重肠道的负担，加重便秘。

第四，久坐一族缺少运动。白领女性长期坐在办公室里，一坐就是一整天，不愿意动，直接导致的后果就是肠蠕动减缓。

第五，总是待在空调房里，喝水少。现代人一年四季都待在空调房里，再加上喝水少，很容易导致身体缺水。对于身体来说，如果缺水，肠道就会从大便里吸收更多的水分，大便就会更加干结。所以，及时补充水分，才能预防便秘。

第六，乱用减肥茶、排毒养颜类保健品及泻药。很多减肥茶、排毒养颜类保健品及泻药打着天然绿色食品的旗号，诱导消费者买单。在这些消费者里，女性占有很大一部分比例。商家正是抓住了女性爱美的心理，于是减肥、排毒和养颜成为宣传噱头。但是要告诉大家的是，在这些保健品或药品里，很可能含有刺激性泻药的成分，比如大黄、芦荟、番泻叶等。长期使用刺激性泻药，不仅会诱发或加重便秘，还可能导致结肠黑变病。

第七，饮食不节。如果吃得特别多，肠道负担特别重，特别是大量进食高脂肪食物的人，则更容易出现便秘。可是盲目节食减肥呢？同样也有可能导致便秘。这是因为过度节食容易导致体内的膳食纤维不足，没有足够的食物残渣刺激肠壁，当然也容易出现便秘。

治疗功能性便秘，这些方法不能用

很多人做梦都想来一次酣畅淋漓地排便，但事与愿违，他们最怕的事情就是上厕所，即便使出洪荒之力、憋到内伤，依然排不出便，那种痛苦，不是便秘患者根本不会懂。

谈及自己长达 8 年的便秘史，62 岁的老姚心有余悸。他掀开衣服，腹部上一条竖直的长条形瘢痕格外醒目。老姚说自己本就是瘢痕体质，过度增生的纤维结缔组织让瘢痕看起来像是一个大蜈蚣。

老姚说："1 年前，因为排便困难，情急之下，我竟然跑去厨房拿来了一把铁勺。我把铁勺伸进了肛门，试图把大便挖出来。但是在一阵剧烈的疼痛之后，我一屁股坐到地上。听到我的呼叫，老伴冲了进来，她见我面色苍白、满头大汗，急忙拨打了 120 求助电话。"

老姚被送进医院后，通过检查，急诊医生发现他已经出现了直肠穿孔，于是立刻联系了外科医生，将老姚护送进普外科病房。当天，外科医生就给老姚实施了直肠穿孔修补手术。老姚感慨道："我这条老命，差点就被便秘夺走了。"

使用铁勺通便，说出来你可能不信，但是便秘患者的痛苦真的是常人无法理解的。为了通便，他们常常采用一些极端的方式。由于不懂医学，他们未曾意识到这种极端方式的危险，于是造成了悲剧。

一、极端的通便方法不可取

作为消化内科医生，我遇到过很多像老姚一样的便秘患者。说实话，他们使用的通便方法，常常让我目瞪口呆又胆战心惊。

很多便秘患者认为，便秘就是肠道里的毒素排不出去，治疗便秘，必须用猛药。于是他们四处寻找通便偏方，甚至不惜加入蜈蚣、蝎子等有毒之品，甚至认为毒量越大越好。但是以毒攻毒真能通便吗？当然不能，不仅不能，反而会使其中毒，导致命悬一线。

很多便秘患者试图使用铁勺、筷子等各种餐具通便。因为这些餐具很容易获得，所以成为便秘患者的首选通便工具。但是将这些餐具伸进肛门里，由于肉眼看不到，动作没轻没重，深度和角度都无法掌握，所以极易出现暴力操作，引起肠黏膜损伤，严重的甚至会导致大出血或穿孔。

还有些便秘患者认为，便秘的原因是肛门太窄，只要肛门大一点，大便就能顺利排出。于是他们想尽各种方法，试图让肛门变大。比如使用矿泉水瓶盖扩肛，这样做不仅不能通便，反而容易导致异物卡进肠道里，造成有进不能出的悲剧。

还有些通便方式，甚至可以用惊恐来形容。在我接诊的患者里，有人因为相信偏方，竟然使用活体黄鳝通便。整个过程我就不多形容了，但是后果可想而知，黄鳝不会听从人的指挥，在肠道里乱窜，很容易导致肠穿孔。

二、为什么会发生便秘

对于便秘患者来说，最重要的是先做检查。因为导致便秘的原因实在太多了，如果不查到病因，很难对症治疗。我见过很多便秘患者是因为大肠癌所致，如果不处理肿瘤，使用任何通便方法都无济于事。

当然，也有很多便秘患者做了很多检查，都没有发现太大的问题，这个时候往往属于功能性便秘。导致功能性便秘的原因非常多，比如每天摄入的膳食纤维少、喝水少、胃肠动力不足、环境因素、精神心理因素等。

膳食纤维能够刺激胃肠道的蠕动，给消化道注入最原始的动力，排便恰恰是靠着胃肠道的蠕动完成的。我们主要从饮食中摄入膳食纤维，比如新鲜的蔬菜、水果，以及各种粗粮。

便秘的患者排出的大便往往特别干结，这是因为里面含有的水分很少。水对于人体至关重要，人体呼吸、消化、排便、出汗、排尿，都需要水的参与。没有水大便就变得干结，像羊粪一样。太干结的大便很难对肠壁形成压迫，没有压迫就没有刺激，肠道懒得像一头绵羊，肠蠕动又怎么会好？所以，对于便秘患者而言，一定要多喝水！

很多便秘患者吃了不少膳食纤维，也喝了不少水，但胃肠动力还是不足。这可能是因为其年龄大了，胃肠道分泌的激素水平出现了异常，导致整个胃肠道都是软绵绵的；或者是运动量太少了，人懒，胃肠道也跟着变懒了。

我们在排便的时候，一定要有一个私密的空间。毕竟，排便是一件需要聚精会神才能操作的事情。如果周围的环境发生了改变，或者你从一个环境突然到了另一个环境，周围的环境变得不再熟悉，肠道都会没有安全感，大便自然也就不愿意出来了。

最后一个因素是心理因素。如果你感到每天都压力巨大，甚至因此焦虑或抑郁，那么你会发现自己开始便秘了。心理负担重会诱发便秘，便秘又会进一步加重心理负担，时间长了，就形成了恶性循环。

三、怎样诊断功能性便秘

目前诊断功能性便秘最权威的依然是罗马标准，最新的罗马标准是罗马Ⅳ标准。

根据罗马Ⅳ标准，功能性便秘的诊断应该满足4点要求。第一点，必须包括以下2项或2项以上的症状：①至少有25%的排便感到费力；②至少有25%的排便为干粪球或硬粪；③至少有25%的排便有不尽感；④至少有25%的排便有肛门直肠堵塞感；⑤至少有25%的排便需要手法辅助（如手指协助通便、盆底支持）；⑥每周自发排便少于3次。第二点，不用泻药时很少出现稀粪。第三点，不符合肠易激综合征的诊断标准。第四点，诊断前症状出现至少6个月，且近3个月符合以上诊断标准。

如果你出现便秘症状，时间超过了半年以上，而且到医院检查也没发现器质性病变，那么可以参照以上标准，看看自己是不是得了功能性便秘。

₹ 重视排便

　　排便的时候是蹲着好，还是坐着好呢？不同的人有不同的见解。有些人认为反正是排便，蹲着坐着都无所谓，没那么多讲究；有些人则认为蹲着排便更好，因为蹲着排便更顺畅；也有些人认为，当然是坐着排便更好，蹲久了腰酸背痛、腿部麻木，坐着排便，想坐多久坐多久，再也没有这些烦恼了。

　　作为医生，要告诉大家的是，无论是蹲着排便，还是坐着排便，其实各有各的优点和缺点，我们不妨来了解一下。

一、蹲着排便，效率更高

　　一次完整的排便过程，需要全身的参与。我们的胃肠都有蠕动功能，正是这种功能才让食物在消化道里穿梭，营养成分被吸收，剩下的食物残渣在细菌的作用下转化成大便，在肠蠕动的作用下，一路来到直肠。

　　直肠上端与乙状结肠相连，下端与肛管相连，中间的部分呈梭形膨大，可以用来储存大便，医学界将其称为直肠壶腹部。直肠里有丰富的感受器，当大便充满直肠的时候，就会刺激这里的感受器，感受器随即发出冲动传入腰骶部脊髓内的低级排便中枢，同时上传至大脑皮层而产生便意。

　　如果周围环境允许，大脑皮层就会发出冲动使排便中枢兴奋增强，产生排便反射。准备排便的时候，我们深吸气，声门关闭，增加胸腔压力，同时膈肌下降，腹肌收缩，增加腹内压力，使直肠收缩，肛门括约肌舒张，大便得以顺利排出。

　　从这里我们不难看出，排便的时候，腹内压增加会更有利于排便。

　　很多人都有这样的感觉，蹲着排便似乎更能使出力气，坐着排便总感觉使不上力气。之所以出现这样的情况，归根结底是因为蹲着排便的时候腹肌收缩，腹内压更易增加，而坐着排便时腹肌放松，腹内压不容易增加。

　　还有研究发现，蹲着排便会让直肠变得更直，排便的时候，大便更易畅通无阻。

所以，蹲着排便的排便时间更短、效率更高。

二、坐着排便，更舒适更安全

虽然蹲着排便效率更高，但是很多老年人并不愿意这样做。因为蹲的时间久了，很容易出现腰酸背痛和腿部麻木，很多人甚至会出现直立性低血压。这对于年轻人来说问题不大，站起来很快就能缓解，但是对于老年人来说，时间长了就可能发生危险，最大的危险是摔倒。

年轻人摔一下，可能问题不大，但老年人摔一下，就可能会有致命的风险。摔倒不仅容易诱发心脑血管意外，还容易导致骨折。骨折后，老年人不得不卧床休息，长期卧床带来的血栓风险、营养不良、肺部感染、肌肉萎缩、压疮等，对于老年人来说都是一个又一个难过的坎。

为了降低摔倒的风险，很多老年人即便患有便秘，也会选择坐着排便。

坐着排便相对于蹲着排便，虽然排便时间会延长，排便效率会降低，但是更舒适，也更安全。

人类的智慧总是无穷的，蹲着排便效率更高，坐着排便更舒适安全，那能不能把这两种方式结合在一起呢？

有些人想出了这样的点子，排便的时候直接把双脚踩在马桶上，如果累了再坐下来。作为医生，我其实不推荐这样做，因为危险系数太高。马桶的承重能力是有限的，大多数马桶能承受的重量在50kg左右，如果你的体重超过50kg，直接踩上去是很容易导致马桶破裂的。一旦马桶破裂，在你掉下去的时候又碰上尖锐的碎片，想想看，该是多么的危险。

如果非要把这两种方式相结合，建议你选择马桶凳。有了马桶凳，在排便的时候就可以把双脚踩在上面，这样做能让身体呈现出一个特殊的后倾，从而将坐便改成了类似蹲便的方式，不仅排便效率更高了，还能保证排便的舒适性和安全性。

三、几天排便一次才是正常的

最易引起排便次数改变的就是便秘和腹泻。对于便秘的患者而言，每周排便的次数少于 3 次，同时还伴有明显的排便困难和大便干结；对于腹泻的患者而言，每天排便的次数超过 3 次以上，而且粪质稀薄，粪便的含水量超过85%。

对于大多数健康人而言，他们的排便频率是每天 1 次，而且排便时间会比较固定，往往在晨起或早餐后。之所以晨起时有便意，是因为晨起后结肠的蠕动能力会增强，正是在肠蠕动的作用下，大便才会一路朝前，最终从肛门排出。早餐后出现便意，这得益于胃结肠反射。胃结肠反射是指进食以后，胃充盈可以反射性地引起结肠蠕动增加，从而将内容物推向直肠，引起排便反射。

虽然每天排 1 次便是最佳状态，但也有人 1 天排 2 次，或者 2 天排 1 次，这样正常吗？正常不正常，我们还需要看排便的时间和大便的性状。如果排便时间很固定，大便性状正常，也没有明显的排便困难，那么无论是 1 天 2 次，还是 2 天 1 次，都可以认为是正常情况，无须过于担心。

四、怎样观察自己的大便

无论你是蹲着排便，还是坐着排便，在排便结束后，都一定要观察一下自己的大便。这样做，其实是对健康负责。

说到这，很多人会觉得，大便有什么好观察的，那么恶心的代谢废物，还散发出阵阵臭味，肯定越早冲走越好啊。

大便虽然是代谢废物，但是它也是反应肠道健康的重要信号灯。如果肠道出现器质性疾病，最先发出报警信号的其实不是腹痛，也不是消瘦，而是大便异常。

观察大便，里面的学问可大了。我们不仅要观察大便的颜色，还要观察大便的形状。成人正常大便的颜色是棕黄色。当出现大便颜色改变的时候，有两种可能：一种是食物或药物所致，另一种是器质性疾病所致。

比如大便变黑。如果我们进食猪血、黑莓或桑椹等黑色的食物，大便是有可能变黑的。另外，如果服用铁剂、中药、铋剂等药物，大便同样可能会变黑。除了食物或药物以外，上消化道出血也会引起大便变黑。血液经过肠道，血红蛋白里的铁会与肠道内的硫化物结合，形成硫化亚铁，硫化亚铁会让大便呈现特有的黑色。

再比如大便变红。在进食火龙果、西红柿、西瓜后，由于这些食物是红色的，如果进食的量很大，我们的消化道来不及对其进行消化，就会导致一些原色的果泥混在大便里，给大便做了一个特殊的染色，让大便看起来变成了红色。另外，某些疾病同样会引起大便变红，比如下消化道出血。出血部位离肛门越近，大便的颜色就越红。直肠癌、溃疡性结肠炎、痔疮、肛裂等疾病，都可能引起大便变红。

有关大便的形状，目前最佳的判断方法就是布里斯托大便分类法。1997年，《北欧肠胃病学杂志》刊登了英国布里斯托大学研究者的文章，作者是希顿和路易斯，他们将大便分为7种类型，制定了布里斯托大便分类法。

按照布里斯托大便分类法分型，大便的7种类型具体包括：①羊屎颗粒状，大便像一颗颗硬球，很难排出；②麻花状，大便像麻花一样，表面凹陷；③香肠状，大便表面有裂痕；④香蕉状，大便表面很光滑；⑤棉花糖状，大便是断边光滑的柔软块状，容易排出；⑥软稠状，粗边蓬松块，糊状大便；⑦水状，便里没有固体，完全是液体。

通过布里斯托大便分类法，我们不难发现，①和②往往提示便秘，⑤、⑥、⑦可能提示腹泻，③和④才是正常的大便形状。

∫ 阑尾真的是一个无用器官吗

夏天来了，酷暑之下，最惬意的事情是什么？当然是吹着夜风，酣畅淋漓地吃一次盛宴——冰啤 + 小龙虾。然而，29 岁的小王万万没有想到，恰恰是一次饕餮盛宴，让自己住进了医院。通过检查，我告诉小王，他罹患了急性阑尾炎。

很多人不知道阑尾在哪里？其实阑尾位于腹部的右下方，它是一条细长弯曲的盲管，在盲肠与回肠之间，根部连于盲肠的后内侧壁，远端游离并闭锁，长度为 6 ～ 7cm。由于看起来特别像是一个蚯蚓，所以其又被称为蚓突。

有关阑尾，相信大家听说的最多的就是急性阑尾炎了。急性阑尾炎是一种常见病、多发病。它之所以容易出现，是因为阑尾根部连于盲肠的后内侧壁，盲肠这里是容易潴留粪便的地方，一些小的粪块可能进入阑尾腔内，有些粪块进入后就不愿意再出来了，时间长了坚硬的粪块堵塞了管腔，或是形成了坚硬的结石卡在了管腔里，这些都可能导致阑尾引流不畅，最终诱发急性阑尾炎。

得了急性阑尾炎怎么办呢？相信很多人的第一反应都是一不做二不休，直接把它切掉，反正阑尾也没什么用！

一、阑尾的作用

说阑尾无用的，其实是对阑尾有误解。阑尾虽然依附在盲肠上，但是阑尾的组织结构其实和结肠很相似。阑尾黏膜是由结肠上皮构成的，黏膜和黏膜下层都含有丰富的淋巴组织。由于含有丰富的淋巴组织，阑尾被认为是淋巴器官。它能够参与 B 淋巴细胞的产生。B 淋巴细胞在抗原刺激下可分化为浆细胞，浆细胞可合成和分泌抗体（免疫球蛋白），主要执行机体的体液免疫。

由此可见，阑尾其实是人体重要的免疫器官。阑尾最高光的时刻在儿童时期。这个阶段，由于胃肠道发育尚不成熟，所以胃肠的功能比较薄弱，外界的细菌和病毒会趁机入侵我们的胃肠道，那该怎么办呢？此时，阑尾发挥了重要作用。阑尾是免疫器官，阑尾产生的 B 淋巴细胞能够识别并且杀灭致病菌和病毒，从而保护胃肠道的正常运转。

　　只是，阑尾是一个足够低调的器官，虽然在漫长的时间里，它一直为身体的免疫发光发热，贡献了自己的全部力量，但它从来不求表扬，低调得让人忽视它，所以大多数人对于阑尾的第一印象都是有没有好像关系不大。

二、阑尾能够保护益生菌

　　除了能够增强免疫之外，阑尾还能保护肠道有益菌，为有益菌提供庇护所。

　　说到这，很多人可能都会持怀疑态度：阑尾这么小的一个器官，能容得下多少有益菌呢？说它为有益菌提供了庇护所，有点言过其实了吧。

　　别忘了老祖宗的一句话，"麻雀虽小五脏俱全"。阑尾虽小，但是里面的空间是足够有益菌生存下来的。阑尾里有一层特殊的生物膜，这层生物膜就像是一层天然的保护屏障，可以有效地保护有益菌。

　　早在 2007 年，美国研究人员就曾发现阑尾有助于有益菌存活，并进入结肠栖息繁殖。2014 年，日本研究人员对比研究了切除阑尾的实验鼠和没有切除阑尾的实验鼠，发现切除阑尾的实验鼠大肠内的一种免疫细胞减少了一半，肠内的细菌平衡也失调了。因此，他们确认阑尾对于保持肠内细菌的平衡发挥了作用。

　　想想看，如果把阑尾切掉了，无异于把有益菌最后的庇护所毁掉了。一旦肠道菌群失调，当有害菌成为菌群主宰，有益菌不断溃败的时候，它们连最后的逃亡之路都没有了。这个时候，依靠有益菌自身的力量再想恢复统治地位，往往很难很难。留着青山在，不怕没柴烧，对于拥有阑尾的人来说，此时应该感到万幸。即便肠道菌群失调，被有害菌围攻的有益菌也可以躲到阑尾里，阑尾提供的天然防护屏障，使得有害菌无法突破，有益菌保留了有生力量，等待合适的机会就可以东山再起。

　　鉴于阑尾发挥的重要作用，所以它又被称为"肠道有益菌的诺亚方舟"。

三、切除阑尾很容易，但风险不可被忽视

　　得了急性阑尾炎，其实无外乎两种治疗方法：一种是保守治疗，另一种是

手术治疗。所谓的保守治疗，其实就是抗生素治疗，也就是大家平时所说的消炎。研究发现，对于初次发生的、程度较轻的、早期的急性单纯性阑尾炎来说，大约90%的患者在接受抗生素治疗后都有效果。

虽然一部分急性单纯性阑尾炎可以采用保守治疗的方法，但是绝大多数急性阑尾炎一旦确诊，外科医生往往会建议患者尽早采取手术治疗。

为什么要这样？一方面是因为经过保守治疗好转的急性阑尾炎患者，复发的风险会更高。如果复发，患者依然需要手术干预，与其如此，还不如一次搞定。另一方面，按照急性阑尾炎的发展过程，它可能需要经历4步：急性单纯性阑尾炎→急性化脓性阑尾炎→坏疽性及穿孔性阑尾炎→阑尾周围脓肿。从这4步中我们很容易看出，随着时间的推移，急性阑尾炎导致的症状越来越重，病情越来越复杂，预后越来越差，治疗难度越来越高。既然如此，为何不从一开始最好干预的时候就对其进行干预呢？

阑尾切除容易，切除后出现的一系列风险却一直被人们忽视。除了我们前面说过的以外，还有研究发现在阑尾切除后，溃疡性结肠炎、克罗恩病等慢性炎症性肠病的发生风险都会增加，而患这些疾病的人群得大肠癌的风险是正常人的 10 ~ 20 倍。

四、亡羊补牢，为时已晚

既然阑尾对人体如此重要，那么罹患急性阑尾炎是不是不应该轻易切除阑尾呢？事实上，等到出现急性阑尾炎的时候才想到保不保阑尾这个问题，已经为时已晚。

阑尾和其他所有的器官一样。不能说等到出现冠心病的时候才想到保护心脏，等到出现脑出血的时候才想到保护脑血管，等到出现晚期癌症的时候才想到预防癌症。对于健康而言，亡羊补牢，常常为时已晚。

如果你知道阑尾的重要性，那么在平时，在没有出现急性阑尾炎的时候就应该好好保护这个小小的器官，尽全力不让它受到伤害。由于粪块和结石是最易堵塞阑尾腔的东西，所以我们平时就要养成良好的饮食习惯，不碰辛辣刺激性食物，不吃太多高脂肪食物，注意补充富含膳食纤维的蔬菜、水果和粗粮，平时养成爱喝水、爱运动、不熬夜、不吸烟酗酒的好习惯，尽量保持大便的通畅。

⟨ 肛门保卫战

49 岁的侯先生说："一排便就有肛门剧痛的感觉，我现在真的怕排便了。"他竟然坚持了整整 1 个月的时间，直到再也无法忍受，这才来到医院就诊。通过检查，我发现导致侯先生肛门剧痛的罪魁祸首，其实是肛裂。

肛裂，听到它的名字是不是就有一种瞬间被撕裂的感觉！

"医生，你的意思是我的肛门裂开了？"侯先生难以置信地问我。其实很多人都像侯先生一样，他们不知道肛裂究竟是什么。医学界对于肛裂的定义是肛管皮肤的破裂和撕裂。它最常见于肛管的后正中部位，方向大都与肛管的纵轴平行。

别说肛管这个地方皮肤裂开了，就算手臂皮肤有一个裂口，风吹上去，水淋上去，也会有火辣辣的痛感。肛管处的神经非常丰富，所以肛裂的患者最显著的症状就是痛，排便的时候，由于大便的刺激，疼痛会更加明显。

和侯先生相同的是，52 岁的刘先生也有肛门疼痛的感觉，不过他还有更多的伴随症状，如肛周瘙痒、便后滴血，甚至排便的时候会有肿块脱出来。

刘先生到医院检查，我告诉他，他罹患的是混合痔。

什么是混合痔，其实就是内痔和外痔同时存在。相信大家都听说过一句俗语"十人九痔"，虽然有些夸张，但也说明了一个问题，痔这种疾病，其实非常普遍。

无论是肛裂，还是痔，都属于肛门疾病。除了这两种疾病外，常见的肛门疾病还包括肛周脓肿、肛瘘、脱肛、肛窦炎、肛周瘙痒症、肛门癌等。遗憾的是，人们对于肛门的重视远远不够。

一、肛门究竟有什么用

肛门是消化道末端的出口，很多人觉得肛门就是一个类似于"门"的结构，其实这种理解是错误的，肛门虽然是弹丸之地，但是它的结构其实非常复杂。

肛门的范围，上到齿状线，下到肛缘，长度为 3 ～ 4cm。我们重点要说的就是齿状线。齿状线其实是直肠与肛门的分界线，它是由肛瓣和肛柱下端组成的，由于看起来像锯齿一样，所以被称为齿状线。齿状线以上是直肠，齿状线以下则是肛门。

肛门里还有两块重要的肌肉，一块是肛门内括约肌，一块是肛门外括约肌。肛门内括约肌靠近直肠，它的主要作用是协助排便，但无括约肛门的功能。肛门外括约肌有括约肛门的功能。人在产生便意时，如果外界条件不允许排便，就可以通过收缩外括约肌来闭合肛门，控制排便。但外括约肌易疲劳，持续收缩一般只能维持 55 秒，超过此时间，肛门就会控制不住大便，而将其排出体外。

肛门虽然是消化道末端的出口，但其对于人体而言是至关重要的。肛门的作用主要是控制排便和排气。除此之外，它还能阻止外界的气体、液体等异物进入肠腔。

二、肛门为什么容易出现病变

说到肛门，人们往往觉得难以启齿。"这个部位太脏了"，这是很多人对于肛门的第一印象。但是，你可能不知道，肛门这个部位其实非常容易出现病变。

在这个弹丸之地，各种疾病轮番上阵。肛门处之所以容易出现病变，其实很多时候是因为人们不健康的生活习惯所致。

明明知道肛门这个部位很脏，却不愿意改善这里的卫生环境。肛门这里是很容易藏污纳垢的，如果不注意清洁，就很容易导致肛门部位的感染。反复的感染就会诱发肛门一系列病变的发生。想想看，你可能每天都会洗脸、洗手、洗脚，你很容易保持这些部位的卫生，但是你有每天清理肛门了吗？相信很多人并没有这么做。别说清理了，甚至有一些懒人平时连内裤都不愿意换，以致时间长了，内裤上都有大便的印迹了。这样做，肛门又怎么可能不出现问题呢？

也有很多人喊冤："医生，我平时挺注意肛门卫生的，可为什么肛门还是不舒服？"也许是你的做法不对。举个最简单的例子，排便之后需要使用手纸擦拭肛门，很多人选择的都是又硬又粗糙的纸，要不就是迅速擦拭肛门，要不就是狠狠擦拭肛门。迅速擦拭肛门会导致大便擦不干净，一些大便黏附在肛门口，其携带的细菌就会不断刺激肛门；而粗暴的擦拭手法则容易损伤肛门，甚至导致肛周的皮肤破损。

不健康的饮食习惯对肛门不好。很多人喜欢进食辛辣刺激性食物、喜欢酗酒，长期这样做很容易让直肠肛门黏膜受到刺激，局部充血，从而更易出现肛门病变。还有很多人几乎顿顿都是大鱼大肉，很少进食富含膳食纤维的蔬菜、水果和粗粮，这样的饮食习惯容易导致便秘。随着排便时间的延长，下蹲过久可使直肠肛门部充血、受压，同样容易诱发肛门疾病。

久坐、缺少运动的人更易出现肛门病变。很多人因为工作缘故，长时间坐在板凳上，虽然坐着办公更舒适，但是时间长了，肛门可受不了。久坐不仅会导致盆腔淤血，还会导致肛门内持续高压，这样下去自然容易出现肛门病变。

熬夜同样对肛门不好。长期熬夜会让胃肠道功能更加紊乱，胃肠道功能紊乱会导致排便习惯改变。虽然肛门是消化道末端的开口，但是其控制着排便，如果排便习惯改变，比如反复便秘或腹泻，也很容易造成肛门病变。

三、肛门很脆弱，一定要保护好它

肛门很脆弱，一旦出现病变，患者不仅要承受巨大的痛苦，而且治疗周期会很漫长，治疗效果也不一定会很好。

比如痔疮。很多人得了痔疮，又是吃药，又是做手术，反反复复与痔疮战斗了很多年。但是即便做了手术，也不意味着痔疮一定就能被根治，如果不注意保持健康的生活习惯，它依然会卷土重来。

再比如肛裂。肛裂产生的剧痛会让患者刻骨铭心、终生难忘，甚至产生强烈的"恐便"心理。虽然手术可以治疗肛裂，但是术后会存在大便失禁的风险。另外，和其他的肛门疾病一样，如果不注意保持健康的生活习惯，肛裂同样容易复发，而且一旦出现，往往不容易好。

这是为什么呢？因为肛门是消化道末端的开口，大便最终要经过肛门排出体外。想想看，在大便和细菌的反复刺激下，肛门一旦出现病变，能容易好吗？

更糟糕的是，如果肛门疾病反复发作、经久不愈，时间长了还容易导致肛门失禁。肛门失禁最主要的表现就是憋不住大便。对于任何一个人来说，肛门失禁都是极其痛苦的。肛门失禁让你无法控制自己的大便，随时随地都可能涌出来的大便，让你根本无暇做到时时刻刻去清理它。大便里含有很多细菌，细菌污染皮肤引起炎症，黏液腐蚀皮肤引起溃烂，再加上肛门周围是非常容易受到压迫和摩擦的部位，时间长了，你会发现得了肛门失禁，自己肛周的皮肤就再也没有好过。更可怕的是，肛周的炎症还会波及尿道和阴道。对于女性来说，如果这 3 个部位都发生感染，那简直就是噩梦一样的存在。

与其等到出现病变才后悔莫及，等到出现病变才想办法亡羊补牢，倒不如从平时开始，就注意保护肛门。肛门是一个知道感恩的器官，你对它好一点，它才会反过来对你好一点。

胃肠道息肉，真的会癌变吗

很多人在做胃肠镜检查的时候，意外发现自己长了胃肠息肉，50 岁的贺先生就是其中一员。拿到检查报告单的时候，贺先生特别紧张，因为自己到网上搜索了一下，有很多文章都说胃肠息肉的恶变率很高，拖久了会转变为癌症。

贺先生越想越害怕，于是赶紧来到医院，想通过手术把这些息肉切掉。

我安慰贺先生，告诉他不要太紧张，并不是所有的胃肠息肉都一定会恶变。从病理组织学上来看，胃肠息肉分为很多种类型。有些胃肠息肉属于癌前病变，因为有转变为癌症的风险，所以最好切掉；有些息肉并不属于癌前病变，转变为癌症的风险很低，完全可以动态观察，并不需要立刻切除。

对于贺先生来说，虽然胃肠都有息肉，但是病理检查提示为炎性息肉，这种息肉没有癌变的风险，完全可以不切除。

一、什么样的息肉容易癌变

医生在进行胃肠镜检查的时候，只能看到胃肠息肉的外观，要想进一步明确息肉的性质，就需要对其进行病理学检查。有时医生会通过活检钳对息肉进行活检，把息肉组织送到病理科进行诊断；有时医生会直接把息肉完整切除，再把切下来的息肉送到病理科进行诊断。无论哪种方法，目的都是获得病理学依据。

如果说胃肠镜检查是医生通过肉眼观察息肉，那么病理学检查则是医生通过显微镜进一步观察息肉。

根据病理类型的不同，胃肠息肉又分为肿瘤性息肉和非肿瘤性息肉两大类。肿瘤性息肉也称为腺瘤性息肉，它包括 3 种类型：管状腺瘤、绒毛状腺瘤和绒毛管状腺瘤。非肿瘤性息肉主要包括以下几种类型：增生性息肉、炎性息肉和错构瘤性息肉。

肿瘤性息肉常常被认为是癌前病变，因为它是存在癌变风险的。在 3 种类型的肿瘤性息肉里，绒毛状腺瘤癌变的风险最高，然后是绒毛管状腺瘤，最后是管状腺瘤。而且，息肉的个头越大，癌变的风险越高；患者的年龄越大，癌变的风险越高。

至于非肿瘤性息肉，则不属于癌前病变，它们癌变的风险很低。

二、胃肠息肉有症状表现吗

大多数胃肠息肉都是没有症状表现的，只是在做胃肠镜检查的时候被意外发现，以致很多人在发现自己患有息肉的时候常常惊呼："我没什么不舒服，为什么会长息肉呢？"

对于很多人来说，息肉的存在其实已经很久了，只不过没有被发现而已。它们更像是潜伏者，在漫长的时间里一直悄无声息。

当然，也有极少一部分息肉例外。这些息肉因为个头大，所以引起了诸多症状。比如体积较大的胃息肉可能会引起上腹部疼痛、恶心、呕吐，如果息肉表面存在糜烂、出血，还可能会引起吐血和黑便。至于体积较大的肠息肉，则可能引起便血、腹痛、大便习惯改变、腹胀。

三、不同类型的息肉，处理方法不同

不同类型的胃肠息肉，处理方法也有所不同。对于肿瘤性息肉，由于其存在癌变的风险，所以最好的处理方式是切除。对于非肿瘤性息肉，则要具体情况具体分析。像增生性息肉和错构瘤性息肉，如果个头很大，而且不能完全排除癌变的可能，最好的处理方式是切除；至于炎性息肉，因为它完全不会发生癌变，也不会引起不适，所以可以动态观察其变化，无须切除。

目前，切除胃肠息肉最佳的方式就是内镜下切除，也就是在做胃肠镜检查的时候，发现息肉，直接就将其切除了。这种切除方式属于微创操作，体表不会留有任何瘢痕。

很多人担心，做息肉切除手术会把胃肠弄出一个大洞来。事实上，这只是自己吓自己而已。胃肠息肉的切除属于微创治疗，内镜下胃肠息肉切除手术已经发展得非常成熟，而且其安全性有目共睹，虽然这种手术方式有导致出血和穿孔的风险，但这些风险很低很低。

四、息肉会自己消失吗

虽然内镜下息肉的切除属于微创治疗，但很多人还是不愿意做，他们想再等等看，说不定过段时间息肉会自动消失呢。

作为医生，我要告诉大家的是，息肉是否能自动消失，主要看息肉的病理类型。

如果息肉属于肿瘤性息肉，一般不会自动消失，而且随着时间的推移，其还有增大和癌变的风险。如果息肉属于非肿瘤性息肉，像增生性息肉一般也不会自动消失，但其生长速度会非常慢；至于炎性息肉，往往是因为肠道内出现了炎性病变而诱发的，如溃疡性结肠炎、克罗恩病、肠结核等，把这些疾病控制后，炎性息肉往往可以自动消失。

五、息肉切除后，还会复发吗

在很多人看来，息肉一旦被切除，就意味着万事大吉，术后可以随心所欲了，这样的想法其实是不可取的。

息肉切除后，同样是存在复发风险的。所以在息肉切除后，医生会告诉你不仅要保持健康的生活习惯，而且还要定期到医院复检。

有研究发现，最易复发的息肉属于肿瘤性息肉。肿瘤性息肉摘除后 3 ～ 5 年内的复发率为 20% ～ 50%，1 年内累计复发率为 38.1%，2 年内累计复发率为 78.2%。

由此看来，大多数息肉复发都是在术后 2 年内发生的。所以，医生的建议往往是在术后半年，患者最好能来医院复查一次，如果没有复发，建议 1 年后患者再来复查一次。

怎么样复查？当然是做胃肠镜检查。

六、找到病因，更好地预防息肉复发

胃息肉和肠息肉都属于息肉，但是两者的病因还是有所不同的。对于胃息肉而言，幽门螺杆菌感染、胆汁反流、长期应用质子泵抑制剂、不健康的生活方式等因素均可能诱发胃息肉。

所以预防胃息肉复发，要积极去除病因。对于合并幽门螺杆菌感染的患者，要积极治疗幽门螺杆菌；对于有胆汁反流的患者，要积极治疗胆汁反流；对于长期应用质子泵抑制剂的患者，如果是滥用，则要及时停用。

与此同时，戒烟戒酒，避免暴饮暴食，多吃蔬菜水果，少吃腌制、熏制、高脂肪、辛辣刺激性食物，保持心情的愉悦，更有利于预防胃息肉的复发。

对于肠息肉而言，不健康的生活方式同样会增加其发病率。长期吸烟的人，更容易罹患大肠腺瘤性息肉，所以建议其及时戒烟。长期酗酒的人，更容易导致肠道菌群紊乱，肠黏膜屏障受损之后，肠道更易出现炎症，在炎症的刺激下，出现息肉的风险更高，所以建议其及时戒酒。长期高脂肪饮食的人，由于很少摄入膳食纤维，导致粪便通过肠道的时间延长，粪便里的有害物质会反复刺激肠黏膜，这也容易诱发肠息肉的形成，所以建议其一定要注意营养的均衡。

⸺ 胶囊内镜检查真能取代胃肠镜检查吗

50 岁的杨女士因为消化道出血住进了医院，可胃镜检查和肠镜检查都做了，却始终没有找到出血的原因，杨女士特别着急。我告诉她，出血的部位在小肠。

小肠位于胃和大肠之间，长度为 5 ~ 7m。它并不是一条直肠子，其在身体里的走形其实是九曲十八弯的。

由于小肠太长了，胃镜最远只能抵达十二指肠降段，也就是小肠的起始部；肠镜最远只能抵达回肠末端，也就是小肠的末尾。所以，小肠中间的这一部分，则是胃肠镜鞭长莫及的。在过去的很长一段时间里，由于医学的局限性，使得小肠成为检查的盲区，连医生也无可奈何。

为了发明一种既能发现小肠病变，又能减轻患者痛苦的检查工具，20 世纪 80 年代，以色列国防部光电学工程师 Gavriel Iddan 就利用被设计用于智能导弹上的遥控摄像装置的技术，与肠胃内科医生 Eitan Scapa 合作，提出了研制胶囊内镜的最初设想。于是，一个伟大的发明计划诞生了。

经过工程师和学者坚持不懈的努力，1999 年他们创立了第一个被使用的胶囊内镜系统，被吞服的内镜胶囊部分被命名为 "M2A"。M2A 的英文全称是 mouth to anus，翻译成中文就是从口到肛门的意思。2000 年，胶囊内镜 M2A 的研制计划已经获得了突破性进展。2001 年 8 月，第一款胶囊内镜 M2A 正式通过美国 FDA 批准上市，从此正式进入临床应用。

我国允许使用胶囊内镜的时间比美国晚一些。在 2004 年的时候，胶囊内镜正式获准在国内进行临床应用。实话实说，胶囊内镜的诞生，的确为揭开小肠的神秘面纱贡献了自己的力量，这是胃肠镜检查所不能媲美的。

正如杨女士，胃肠镜检查都无法找到其出血原因，"山重水复疑无路"，胶囊内镜检查让大家看到了曙光。通过检查，我发现导致杨女士消化道出血的罪魁祸首其实是小肠毛细血管扩张症，这是一种血管发育异常。

一颗小小的胶囊内镜，竟然发现了小肠盲区的病变，这让很多人都非常惊奇，这个外观和药丸一样的东西，真想不到它竟有如此大的用途！

一、胶囊内镜是一种怎样的内镜

胶囊内镜，顾名思义，就是一颗被做成胶囊形状的内窥镜。胶囊的体积很小很小，一颗用于检查小肠的胶囊内镜大小约为 10mm×25mm。但是麻雀虽小，五脏俱全，不要小看这小小的一颗胶囊，里面其实配备了微型彩色照相机、电池、光源、影像捕捉系统和发送器等设备。但是，胶囊的外观看起来并没有多么高大上，它被设计得圆润光滑。之所以如此，是为了方便患者吞咽，同时也能防止肠内容物对胶囊表面的黏附，从而保证获得清晰的图像。

在很多人看来，胶囊内镜就像一个小型火箭一样，它不仅拥有摄像系统，还拥有推送器，所以能产生无穷无尽的动力，让胶囊得以在消化道里自由穿梭。

其实，胶囊内镜是没有动力的，我们把胶囊吞下去，需要依赖消化道的蠕动。胶囊内镜是一种无线的、一次性使用的胶囊，它借助消化道蠕动的动力在消化道里穿梭，并最终被排出体外。

说到这，很多人会问："胶囊最终被排出体外，要是'咣当'一声掉进马桶里找不到了，该怎么办？"

事实上，胶囊虽然有拍摄功能，但并没有储存功能。做胶囊内镜检查的时候，医生会把一个小机器挂在患者所戴的腰带上。这个小机器就是数据记录仪，它负责保存胶囊内镜拍摄的所有图像。所以，当检查完成的时候，医生并不会回收胶囊，而是直接取回数据记录仪就可以了。

取回数据记录仪后，下一步要做的就是连接计算机，这个过程叫读片。读片结束后，医生就可以从计算机上直接观察胶囊内镜所拍摄的图像了。

二、胶囊内镜检查有什么优缺点

胶囊内镜检查最大的优点就是没有痛苦。由于它就是一粒胶囊，所以患者可以像服药一样把胶囊吞进去。胶囊里虽然有精密的设备，但是由于其有坚硬而光滑的保护外壳，使得这些设备并不会损伤消化道。很多人担心胶囊内镜检查是否存在辐射风险，其实这样的担心也是没有必要的。胶囊内镜检查不是 X

线检查，更不是 CT 检查，所以它不存在辐射风险。

更重要的是，胶囊内镜可以深入小肠腹地，它就像一只鹰眼一样，可以帮助患者准确地找到病变。在胶囊内镜没有诞生之前，医生拿小肠病变是无可奈何的，即便有小肠钡餐检查和 CT 检查，但这些检查的准确性都远远不及胶囊内镜检查。

既然这么好，而且其可以从口一直拍到肛门，为什么我们还要选择胃肠镜检查呢？要知道，胃肠镜检查多难受啊，胶囊内镜是不是完全可以取代它们了呢？

当然不能。胶囊内镜检查的优点很多，但是缺点同样不少。

它的第一个缺点是太贵了。我们衡量一样东西的价值，与体积无关，而是在于它蕴含的高科技成分。显然，胶囊内镜蕴含的高科技成分更多。而且，胶囊内镜是一次性用品，它不能像胃肠镜那样可以被重复循环使用，所以胶囊内镜检查很贵。国内胶囊内镜检查一次的费用为 5000 ～ 10000 元。再来看看胃肠镜检查，即便你把胃肠镜检查一次性全做了，而且做的都是无痛检查，费用也不会超过 1500 元。

胶囊内镜检查的第二个缺点是看不全。胶囊内镜在消化道里不是匀速穿行的，它的运行需要依赖胃肠道的自身蠕动。胶囊内镜里虽然含有电池，但是电池的工作时间最长也就是 12 ～ 14 小时。如果移行速度太慢、检查时间过长，一旦电池电量耗尽，检查就会瞬间结束。如果此时没有完成全部检查，就可能导致消化道病变的漏诊。相反，移行速度过快好不好？当然不好。胶囊内镜虽然完成了全部消化道检查，但由于其速度太快，同样会出现一些病变漏诊。胶囊内镜是无线的，它在消化道里的方向是不能人为控制的。目前，胶囊内镜的拍摄视角最高也就是 156°，并非 360° 的视角，这使得检查存在盲区，同样有可能漏掉关键病变。

胶囊内镜检查的第三个缺点是不能进行活检。我们都知道，在做胃肠镜检查的时候，医生常常会对可疑组织进行活检。因为胃肠镜上有专门的活检孔道，医生可以轻而易举地使用它进行活检。活检有助于明确病变性质。但是，胶囊内镜检查则不具备这样的功能。

胶囊内镜检查的第四个缺点是胶囊滞留。每个人的肠道都是不同的，有些人因为罹患了某些肠道疾病（如克罗恩病、缺血性肠炎、肿瘤等），使得肠腔狭窄，那么胶囊内镜在通过狭窄处的时候，很容易卡顿在这里。如果卡顿时间长了，就有可能导致肠梗阻、胶囊破裂，甚至小肠穿孔。

三、未来，胶囊内镜检查会是什么样的

相对于胃肠镜检查，胶囊内镜检查问世的时间不算长。胶囊内镜检查并非是完美无瑕的，它的优点突出，缺点同样突出。所以，胶囊内镜检查依然需要改进。

首先要解决的就是胶囊内镜的电量问题。只有拥有充足的电量，才能让胶囊内镜更好地完成全部检查。在未来，是不是能生产出一种维持时间更长的电池，或者是不是可以使用无线充电，就像手机无线充电那样呢？但要解决的一个问题是，如何隔着肚皮也能完成充电？这依然需要科学家的积极探索。

其次要解决的是胶囊内镜的可控性，争取让它变得更加灵活，不再单纯依靠胃肠蠕动的动力。如果它自己有动力会更好，这样就可以灵活地穿梭在消化道里，而且发现病变还能自主进行活检。如果未来胶囊内镜检查能达到这样的水平，那对于患者来说，将是莫大的福音。

最后要解决的是成像问题。目前，胶囊内镜的成像有限，无法做到360°全景成像。现在倒车影像都能做到360°全景成像了，相信在不久的将来，胶囊内镜也可以做到，这样就能不遗漏任何死角了。

为什么年年都做体检，却依然没发现癌症

62岁的老邓问："明明每年都做了体检，为何我还是得了胃癌？"他对此特别难以理解。用他的话说，退休后自己在健康的投资上就没有吝啬过，每年都要去医院体检，但从来没有哪个医生说他的胃有问题。这一次检查，突然查出了胃癌，这让老邓特别难以接受，觉得这么多年自己做的体检都是假的体检。

既然每年都做了体检，为何老邓直到现在才发现自己得了胃癌呢？我对此也觉得非常奇怪，于是详细地查看了一下老邓的体检报告。这才发现，老邓在近5年的时间里的确每年都做了体检，但那些检查项目无外乎都是抽血化验、大小便化验、胸片检查和腹部B超检查。要是指望这些检查能发现胃癌，显然是非常困难的。

可老邓还是不能理解，说："医生，我每年都抽血查了肿瘤标志物，检查结果都是正常的，如果真患了癌症，抽血难道看不出来吗？"

我告诉老邓："肿瘤标志物虽然有很多种，但是大多数肿瘤标志物在筛查早期癌症方面意义不大，与胃癌有关的特异性肿瘤标志物更是没有。换句话说，肿瘤标志物升高，不代表一定得了胃癌；肿瘤标志物正常，也不代表一定没有得胃癌。"

既然肿瘤标志物不准，那大便检查总能准了吧？难道有胃癌的人，他的大便不会有异常吗？

胃癌有导致出血的可能，血液经过肠道最终被排泄出来，大便中就可能出现隐血阳性。但早期胃癌一般不会出血，即便到了进展期胃癌，出血往往也是间断性的，这就导致了很多胃癌患者的大便检查可能没有任何异常。

这样讲，老邓终于能理解了，原来之所以之前没有发现自己患胃癌，是因为没有选择正确的体检方式啊！发现胃癌的最佳方式，就是胃镜检查。

一、胃镜检查，有助于发现早期食管癌和胃癌

说到胃镜检查，很多人对它是排斥的。在他们看来，胃镜检查非常痛苦，甚至做一次胃镜检查，可能就会对身体造成永久性的伤害。想想看，既然有这样的顾虑，又有几个人会主动选择胃镜检查呢？

正如老邓，在近 5 年的时间里，他虽然每年都接受了体检，也有医生建议他可以做一次胃镜检查看看，但都被他拒绝了。老邓的理由很简单："医生，我没有任何胃部的不适，我能吃能喝，做胃镜检查那么痛苦，我为什么要做呢？"

直至确诊胃癌，老邓才追悔莫及，他为自己曾经的武断付出了代价。

随着年龄的增长，糖尿病、高血压、高血脂、痛风、癌症等慢性病都有可能找上我们。我们体检的目的，是为了更好地发现这些疾病。

就拿癌症来说，如果体检能够发现癌前病变，通过及时干预，完全可以将癌症扼杀在摇篮之中。即便发现已经患了癌症，分期决定了癌症的预后，如果发现的癌症尚处于早期，其是有可能被治愈的。

但最怕的就是平时没有做检查，等到出现明显症状时再去检查，这时癌症就有可能发展到中晚期了。正如老邓，平时没症状的时候不做胃镜检查，出现明显胃痛的时候才检查。遗憾的是，早期癌症没有症状表现，有症状表现的往往已经处于中晚期了。这个时候，即便确诊了，但其治疗效果和预后其实也大打折扣了。

对胃镜检查的误解让很多人不愿意选择这种检查。但糟糕的是，我国胃癌的发病率和死亡率都不乐观。国家癌症中心的数据表明，我国胃癌的发病率和死亡率均居恶性肿瘤的第三位，且远高于世界平均水平。

全世界每年有 100 万左右的新发胃癌病例，而中国每年新发的胃癌病例就有 50 万。毫不夸张地说，每年新发的胃癌病例一半都在中国。

这么高的发病率和死亡率，提示着什么？其实有两点需要我们重视。第一点是胃癌的发病率很高，所以一定要做好筛查，不能抱有侥幸心理，觉得自己离胃癌很远。第二点是胃癌之所以死亡率高，是因为很多患者在发现时，其患的胃癌已经是进展期了。胃癌分期决定了预后，所以在没有症状的时候，就应该养成体检的习惯。

到目前为止，发现早期胃癌的最佳方式依然是胃镜检查。无论是抽血查肿

瘤标志物，还是大便化验，或是更高级的 CT 检查，都无法取代胃镜检查。

一次胃镜检查可以完成对整个上消化道的检查，其不仅能检查胃，还能检查食管。所以，胃镜检查不仅可以发现胃癌，还可以发现早期食管癌。

二、肠镜检查，有助于发现早期大肠癌

恐惧胃镜检查的人，往往也恐惧肠镜检查。其实肠镜检查利用的原理与胃镜检查相似，只不过胃镜检查是用来检查上消化道的，而肠镜检查则是用来检查下消化道的。

进行肠镜检查时，肠镜从患者的肛门部插入，依次通过直肠、乙状结肠、降结肠、横结肠、升结肠，最终抵达回盲部。所以，对于这些部位的病变，肠镜都可以观察到。

在我国，大肠癌的发生率同样不低。来自国家癌症中心的数据显示，我国大肠癌发病率居恶性肿瘤第二位，死亡率居第四位。并且 2000—2016 年，大肠癌的发病率和死亡率均呈现上升趋势。

和胃癌相同，面对如此高的发病率和死亡率，及时体检、及时发现早期大肠癌，对于延长患者的生存期来说至关重要，而最佳的体检方式就是肠镜检查。

由于胃癌和大肠癌的发病率都是在 40 岁以后开始升高的，所以建议 40 岁以后的人群，即便你自我感觉良好，也建议你做一次胃肠镜检查。

至于担心胃镜检查和肠镜检查带来的风险，其实大可不必。胃镜检查和肠镜检查虽然属于侵入性检查，有导致出血和穿孔的风险，事实上这样的概率非常非常低。如果仅仅因为非常低的风险，就错过了一次可以发现胃癌和大肠癌的机会，这才是得不偿失。作为消化内科医生，我行医 10 多年，接诊了太多的胃癌和大肠癌患者，确诊的时候他们都会后悔，觉得要是能早点到医院检查就好了。

但对于健康而言，没有后悔药，一次错过，甚至会用生命来弥补。

至于大家担心的胃肠镜检查太痛苦，其实也没有必要。如果说胃肠镜检查不会带来任何不适，那绝对是骗你的。胃镜检查带来的不适主要是呕吐，肠镜检查带来的不适主要是胀痛。但这些不适都是可以承受的。如果你实在担心，目前大多数医院的内镜中心都开展了无痛胃肠镜检查，我们也是可以选择的。

很多人不理解什么是无痛胃肠镜检查。如果说普通的胃肠镜检查是内镜医生独自完成的，那么无痛胃肠镜检查就是麻醉医生＋内镜医生联合完成的。之所以无痛，是因为麻醉医生评估后为患者静脉注射了丙泊酚，在患者没有意识的情况下，再进行肠镜检查，这样患者就不会感到任何不适了。